北里柴三郎と感染症の時代

ハンセン病、ペスト、インフルエンザを中心に

新村 拓

法政大学出版局

北里柴三郎と感染症の時代——ハンセン病、ペスト、インフルエンザを中心に　目次

第三章　癩対策の世界的潮流から離れる日本　111

付論　温泉養生の経済効果と衛生　249

北里柴三郎と感染症の時代――ハンセン病、ペスト、インフルエンザを中心に

はじめに

北里柴三郎は肥後国阿蘇郡小国《おぐに》郷北里村（熊本県阿蘇郡小国町北里）の総庄屋の家に、一八五三（嘉永五）年一月に生まれている。漢学塾で学んだのち、一八七一年大阪に開設された軍学校への入学を希望するが両親・親戚の反対を受けて断念。熊本に開設された古城《ふるしろ》医学校（医学所兼病院）を父に勧められて入学。同医学校は長崎の精得館（幕府が開設した病院・医学校）から招聘《しょうへい》されたオランダ人軍医マンスフェルト（C. G. Mansveldt）がオランダ語で講義をしていた。軍人志望の北里に転機をもたらしたのは顕微鏡であった。生物界の微細な生き物がうごめく姿を可視化する機器に驚かされ、医学に多大な関心を抱くことになる。その勢いで勉学に励み、入学二年目にしてオランダ語にも習熟。マンスフェルトより通訳を命じられ、また助教として授業を補佐するまでになっている。好きではじめた医学がその後の北里を支えつづけることになった。

マンスフェルトは三年の契約が満了して京都療病院（京都府立医科大学の前身）などを経て一八七九年にオランダに帰国。北里はマンスフェルトの勧めにより一八七四年ドイツ医学のメッカであった東京医学校（東京大学医学部の前身）に入学し、八三年一〇月に卒業。内務省衛生局に入職、八六年一月にはドイツ留学を果たしていた（山崎正董《まさただ》『肥後医育史』、森孝之編『資料から見る北里柴三郎の功績』ほか）。

北里の素養は四書五経を中心とした漢学の上に洋学を重ねたもので、それは明治期の日本が伝統文化の上に、すでに出来上がっていた西欧の優れた技術や専門分化された知識・学問を取り入れて近代化を図った道筋と重なっている。彼が東京医学校、そしてドイツで学んだ近代西欧医学は科学の分析的な知、それもベッドサイドでできるだけ多くの患者を観察して得られる情報に重きを置いたフランス流臨床医学ではなく、狭い実験室での実験データに信を置く実験医学であった。

北里が留学した頃はパスツール（L. Pasteur）、コッホ（R. Koch）らによって顕微鏡下で観察することのできる病原細菌の発見が相次いでおり、それらによって引き起こされる病への対応が大きな課題となっていた。北里はコッホの研究室で六年間、研究に励み生育に酸素を必要としない嫌気性の破傷風菌を純粋培養させることに成功するとともに、その毒素に対する抗毒素（免疫抗体）を発見し血清療法を確立させたのである。時代が必要としているときに、必要な働きができたことは幸運なことであった。同じくコッホの研究室にいたベーリング（E. A. Behring）はジフテリア血清に関する論文を北里と連名で発表（ジフテリア血清の開発に対しベーリングが第一回ノーベル生理・医学賞を受賞）。同じくコッホ研究室にいたエールリッヒ（P. Ehrlich）はのちに秦佐八郎（一八九八年伝染病研究所に入職）と梅毒の特効薬サルバルサンを開発し（一九一〇年）、化学療法の道を切り開いていた。

これら一九世紀末から二〇世紀初めにかけて開発された血清療法や特効薬（「魔法の弾丸」）は、殖産興業策の進展にともなって生まれた都市労働者の集住地スラムを襲う伝染病に対し有効な手立てとなっていたが、他方で、病気を対象とする没個性的な実験医学は病人の疎外化を推し進めるものでもあった。いわゆる病気を見て病人を見ない医学の登場である。

ドイツの病理学者ウィルヒョウ（R. Virchow）は発疹チフスの疫学調査をするなかで、住民の悲惨な社会的状態にその発生因をみて、病とは広く社会・文化的な価値体系のなかで規定される概念であって、医学は患者の環境を含めて考えるべきもの、医学は社会科学でなければならないと述べていたが（梶田昭訳『細胞病理学』、川喜田愛郎『近代医学の史的基盤』）、社会病理のほうは一九世紀半ばに開発されたゼンメルワイス（I. P. Semmelweis）による塩素水消毒法、リスター（J. Lister）による石炭酸消毒法といった簡便な攻略法に託され、上下水道の整備といった大資本を要する伝染病対策は一時的にも免除されることになった（川上武『現代日本医療史』、日野秀逸『健康と医療の思想』）。

北里は実験医学によって大きな業績をあげて帰国。多くのサポートを得て研究所を創設し、世界的な業績をあげる弟子たちを育てたが、次第に軸足を予防医学、衛生行政および医師会活動に移すことになる。それらは本編において詳述したが、北里の七八年に及ぶ人生を顧みたとき、北里が信条としていたものは、不撓《ふとう》不屈の精神で人の役に立つ実学を極め、至誠を貫いて開拓者になり、親や師に対する報恩の精神であったと長木大三は要約している（長木大三『北里柴三郎』）。

北里の人物像に関してさまざまな発言がみられるが、最も的確に捉えていると思われるのは『医海時報』（一九二二号、一九三一年六月）「学界の巨星俄《にわか》に隕《お》つ　嗚呼《ああ》北里先生遂に逝《ゆ》く」に掲載された

「追悼《ついとう》する辞」である。その寄稿者は北島多一（第二代北里研究所長・第二代日本医師会長）であったが（『北島多一自伝』）、そこでは次のように語られている。すなわち、北里は初代衛生局長となった長与専斎の気概に刺激され、「臨床の小技を捨て自ら治国の大医を目指して衛生局に没入」し、その後、ドイツに留学してコッホ（一八八二年結核菌を発見）のもとで研鑽して「日本に於ける細菌学、伝染病学の鼻祖」となったといい、「博士の帰朝によつて日本の衛生行政は漸く学術的基礎を得た。博士によつて創設された伝研により、日本の医学者ははじめて本格の細菌学を知ること」ができたと、その意義について述べる。

そして、博士は常に「学術を究めて之を実地に応用し、国民の福祉を図るは吾等衛生学者の志である」と称しており、「細菌学者を以て任せず、寧《むし》ろ完全な衛生学者たること」を望んでいたようであった。「国民保健を念とする衛生学者としては、単に研究室裡《り》の研究に没頭して浮世を外の自己陶酔に耽《ふけ》ることを許さない」のである。「依《よ》つて彼は細菌学者であり、指導者である以外に、大日本私立衛生会を主宰し、中央衛生会を指導し、済生会の医務を管理し、北里研究所を創立し、結核予防事業に率先し結核の診療にも自ら当つた」のであったと語り、最後に、先生の人となりに関して性癖は「奇行、我儘《わがまま》、独断、策謀、恩義、慈愛等々、人間北里として伝え得るべきものは非常に多い」と、常に北里と行動を共にしてきた北島らしい言葉をもって表現していた。

本書では慢性伝染病であるハンセン病と結核、急性伝染病であるペストとインフルエンザ、そしてコレラやジフテリアなどに対し北里および研究所員らがいかに向き合い、新たな知を発見しようと努めていたか、そのプロセスを追いかけるものである。特に本書の半分以上をハンセン病に当てることになったが、それは同病ほど強烈な個性を医療の歴史のなかに残している病は他になく、また北里が同病に深く関わっていたことがあまり知られていないためである。

古代以来、この病に襲われた者は、まさに生きながらの死を体験させられてきており、「汚《けが》れた者」「仏罰や神罰を受けた罪人」と意味づけられ、人にあって人にあらざる「非人」、秩序を破壊する悪の表象として貶《おとし》められていた。病者は病苦に加えて社会的な死を宣告され、社会の周縁で生活せざるを得ない状況が近代に至るまでつづいていたが、前近代においてはその差別に抵抗しようとする病者の姿は見られなかった（横井清『中世民衆の生活文化』、新村拓『日本医療社会史の研究』、スーザン・ソンタグ『隠喩《いんゆ》としての病い』）。

明治を迎えて不平等条約の改正を前にした政府は、浮浪するハンセン病者を隔離し、文明国としての体裁《ていさい》を演出することになる。そのため病の伝染力を必要以上に誇張し、人びとの恐怖心を利用して強制収容を図った。患者は国立の療養所で「どんな恐ろしい病気であるかを知り、人間以下に扱われることも知」り、「この療養所の門を入る者は一切の望みを捨てよ」とも言われている。のちに回顧して「どんなに財産があろうと学歴があろうと、この門を入るとすべて同じ人である。ここでは大した用はなさない。返って苦しく思うだろう」と述べていた（井出隆『良き人生』一九九四年）。家族との縁を切られていても望郷の念は断ち難いものであった。国立療養所多磨全生園には「望郷の丘」と名づけられた築山（逃走防止用の空壕を掘った際の残土を積み上げ踏み固めたもの）が一九二五年に作られ、園外に出られない患者が故郷を偲ぶ所となっていたという。すべてのハンセン病者の入所を義務づけた「癩《らい》予防法」（一九三一年）は、戦後「らい予防法」（一九五三年）に引き継がれ、「らい予防法廃止法」（一九九六年）の公布によって偏見と差別を生み出す源になっていた強制入所や外出禁止規定が廃止されることになった。その後、「ハンセン病の患者であった者等及びその家族の福祉の増進、名誉の回復等に関し現在もなお存在するものの解決の促進に関し、基本理念を定め、並びに国及び地方公共団体の責務を明らかにするとともに、ハンセン病問題の解決の促進に関し必要な事項を定め」た「ハンセン病問題解決の促進に関する法律」が二〇〇八年に制定、翌年四月に施行されている。

そもそもハンセン病とは、増殖が遅くて感染（病原体が体内に侵入増殖して病的変化をもたらす）力の弱い「らい菌」の感染によって引き起こされ、伝染（病原体に感染したのち、その病原体が他の人や生物への感染を引き起こす）力の弱い伝染病であって、主に皮膚に結節（こぶ・しこり）、末梢神経に障害をもたらし、治療をしなければ運動麻痺《まひ》による顔面や手足の変形、視力障害を生じさせるものである。「らい菌」はノルウェーのハンセン（G. H. A. Hansen）が一八七三年に発見したことから、日本では一九五三年「ハンセン氏病」、五九年「ハンセン病」と呼称されるようになったが、それ以前は「癩病」と呼ばれていた。

一九四八年キューバのハバナで開催された第五回国際癩会議の会議録（らい文献目録編集委員会訳編

『国際らい会議録』）に記載の「広報活動」をみると、「Leper（癩者）その他の好ましくない言葉を避けること。聖書にあるように癩は天譴《てんけん》だとか、呪われたものとかいう誤った世論を矯正すること。患者に対するこの汚名と侮辱とが彼らをしてこの病気を隠蔽《いんぺい》せしめ、治療を受け難くし、却《かえ》って一般人への危険を増大せしめてしまった」とあり、呼称変更の議論もなされている。その後、日本でも「らい病」と仮名書きの表記に改められ、「らい予防法」の廃止にともないハンセン病の呼称が定着をみるに至った（藤野豊編『歴史のなかの「癩者」』）。なお、本書ではハンセン病の呼称に関して原文に「癩病」「らい病」と記載してあれば、その歴史的用語を用いることにした。

第一～三章は慢性伝染病のハンセン病、第四章からは急性伝染病に対する北里や研究所員らによる取り組みをみた。まず第四章では帰還兵を迎えるにあたってコレラを主とする伝染病に備えた検疫事業、民間業者による粗製乱造を防ぎ信頼度の高い血清を確保するためになされた血清製造事業の国営化、香港に発生したペストに関連する騒動、そして神戸・大阪に発生したペスト対策と予防事業について、第五章ではインフルエンザ・パンデミックに襲われたときの日本の状況と、原因菌に対する認識の違いに発した伝研（伝染病研究所）と北研（北里研究所）における論争について、第六章では治験や医学教育に不可欠な学用（施療）患者の置かれた境遇と、大逆事件を契機に誕生した恩賜財団済生会（北里が医務主管および東京済生会病院長を務める）における学用患者の扱いについて、付論では温泉好きの北里と衛生との関わりについて論じた。いずれも論述の範囲を原則として、北里が内務省衛生局に入局した一八八三年一一月から逝去した一九三一年六月までとした（関連事項に関しては引き続きその後の展開にも言及した）。原史料を引用するにあたって元号は西暦に変換し、片仮名は平仮名に、文語体や難解な語句には括弧して口語体や解説を加え、適宜句読点を付している。

第一章　北里柴三郎に訓導された田尻寅雄の癩病治療

一　伝染病研究所および養生園の設立

一八七五年一一月北里柴三郎は東京医学校に入学し、八三年四月東京大学医学部（七七年東京医学校から東京大学医学部に、そして八六年に帝国医科大学に改称）の卒業試験に合格、同月大蔵官僚松尾臣善《しげよし》（一九〇三年日本銀行総裁に就任）の次女乕《とら》と結婚。同月内務省衛生局に入って照査課（外国文献調査・翻訳担当）に配属され、九月内務省御用係（准判任官、月俸七〇円）の辞令を受けている。(1)　高野六郎（一九三八年厚生省予防局長、四九年北里研究所理事所長）はそのことに触れて「我々が北里先生の間近に居た頃は細菌学最も華《はなやか》なりし時代であるが、先生は細菌学者たることよりも衛生学者であることを本志として居られたやうに感ずるのである。細菌学は学術であるが、衛生は学術以上の大きなものを含む……先生が何故に大学を出てから衛生行政方面へ進まれたのか、これは一つの大問題であつて、其《その》処《ところ》に非凡の性格が示されてあると思ふ。医学士の院長先生になれば、堂々たる月給取になれた時代に、見すぼらしい衛生局の雇員に甘んずると云ふのは先生が始めから燕雀《えんじゃく》斗筲《とそう》の徒（器量の小さな人）」ではなかったということであったと述べ、(2)また北里の信頼の厚い高木友枝も、北里が大学卒業後に「高給取りの府県立病院長」ではなく、給料の安い内務省衛生局の技手になったと聞いて「当たり前の人とは違う偉い人」という印象を持ったと語っていた。(3)

北里がなぜ衛生学の道を選んだのか、彼が東京大学医学部在学中の一八七八年に著した「医道論」（北里柴三郎記念博物館蔵）にその理由が示されている。すなわち、「医の真道」とは天下の人民をして「各其健康を保ち、其職に安んし、其業を務めしめ、以て国家を興起富強ならしむる」ことにあり、「人民を導て摂生保護の道を解せしめ、以て身の貴重なるを知らしめ、而後病を未発に防くことを得せしむる」こと、それが「医道の本」であると。すなわち、人民の健康を守り、十分な働きのできる身体を維持し、国家を富強に導き、病を未然に防ぐ予防を人民に理解させるという衛生が医の使命である。ところが、世の開業医を見ると、単に治療して自身の繁盛を願うだけとなっている。これでは仁術と言えまいと訴えるのであった。(4)

北里は一八八五年二月内務省衛生局東京試験所への兼務を命じられたが、そこにある細菌（黴菌《ばいきん》）学室は古城（熊本）医学校で同窓であった緒方正規《まさのり》（東京大学医学部衛生学教室）がドイツ留学を終えて開設したところであった。緒方に細菌学の手ほどきを受けた北里は同年九月コレラに襲われた長崎に派遣されて原因菌を特定し、その三ヶ月後には内務省からドイツ留学を命じられている。当時のドイツといえば、七一年普仏戦争の勝利によって生まれた統一ドイツの宰相ビスマルク（Otto von Bismarck）が、それ以前より進められていた大学改革の流れに乗って科学振興に莫大な予算を投じ、医学にあってはフランスの臨床を中心とした病院医学ではなく、生理学・細菌学に代表される実験に重きを置いた研究室医学を推し進めていた。[5] 病因の多くを特定の病原菌に求め、それに適合する抗菌剤を探索するという自然科学的、実験化学的な手法にもとづく医療が細菌学の隆盛とともに生まれ、患者との距離の取り方もそれ以前とは大きく変わることになる。その細菌学の時代の幕開けともいわれる時期に北里はドイツへ留学したのである。

大阪における懇親会での北里の演説「ツベルクリンに就て」によれば、「余（北里）は去明治十八年（一八八五）内務省より衛生学、就中《なかんずく》伝染病学取調のため独国へ派遣すべき旨を命せらる。当初、此取調を為《な》すは如何《いか》なる方針を取らんかと頗《すこぶ》る其方針に迷ひしが、着独後、此取調は黴菌学を基礎とするに如《し》かず、而して黴菌学を修めんには古弗（コッホ）氏を措《お》て他に師とすべき人なしと思惟し、乃ち古弗氏に就て学びぬ」と述べていた[6]（官費留学の発令は一八八五年一一月四日で三年間となっていた。その後、八八年五月に二年間の留学延期。九〇年一二月留学年限が満期を迎えるが恩賜により留学を一年延長）。

そのコッホが在籍するベルリン（Berlin）大学衛生学研究室に留学すること六年にも及んだ北里は、フランス・イギリス・アメリカ視察を終えて一八九二年五月、実験医学の拠点での実績を引っ提げて帰国する。ヨーロッパの先進的な知識・技術の導入に明け暮れていた七、八〇年代の日本を抜け出し、新たな地平を切り開いたのである。北里によって世界の科学は相対化されることになった。

同年七月には内閣の衛生行政諮問機関である中央衛生会の委員に就いているが、その一ヶ月前、北里は大阪において「ツベルクリン療法」を講演。また衛生知識の啓蒙普及をめざす目的で設立された大日本私立衛生会の例会において「伝染病研究所設立の必要」を語っていた(7)。後者の例会ではおよそ次のような話をしている。すなわち、一八年ほど前に脾脱疽《ひだつそ》(8)などの病毒に関する原因が発見されてから原因を検索する風潮が高まっている。病原がわかれば、これをいかにして撲滅するか、流行をいかにして予防するか。四、五年前までは衛生学者の研究目的は原因の探知と予防撲滅にあったが、今日ではそれに加えて治療方法の研究も必要になっている。

その方法というのも薬剤が効くかどうかを試すような姑息《こそく》な方法ではなく、「整然たる学理上の順序」を履《ふ》むものでなければならない。すなわち、「痘瘡《とうそう》に於ける種痘法の如」き免疫法であって、それは「動物をして毒に慣れしむるに在《あり》て、初め極少量の毒を以て漸次之れに慣れしむるときは、終《つい》に其動物を斃《たお》すに足るべき大量を与ふるも決して其毒に感ぜざるなり。即ち毒を以て毒を制する所謂《いわゆる》ギフトフェストにて、其毒に耐へしむるの方法」である。しかし、これもまだ緒《ちょ》に就いたばかりであり、原因を検索しその予防治療法を講究するのは必要不可欠なものである(9)。研究の仕方次第で喜ぶべき成績を収めることも可能であるから、日本でも伝染病研究所（以下、伝研と略す）の設立が必要であるという。

さらに脚気《かっけ》、赤痢、癩病は「東洋の固有病として研究するは吾々東洋学者の義務」でもあるといい、特に「日本に於ては人の最も嫌悪する癩病殊に多」いのに対し、ヨーロッパでは極めて稀《まれ》な病となっている。癩病の原因は「レプラバチルルスLeprae Bacillus（癩病菌）」であるが、それを人工的に発育させる方法が不明である。同菌の性質は「結核バチルルス（Bacillus）に相類した形」をしており、染色法はわかっている。人工的発育方法がわかれば、コッホのツベルクリンと同じ方法にしたがえば、想像の域を脱しないが、治療が可能になるかもしれない。日本人は率先してこれらの研究に従事すべきであると語っていた（一八九〇年コッホが結核治療薬ツベルクリンを発表。北里はその創薬の動物実験を担当）。

北里は大日本私立衛生会での講演後も、各地を回って講演。またツツガムシ病・赤痢の調査にも従事していたが、中央衛生会のほうでは長谷川泰《たい》らの提案を受けて伝研の設立を決議。さらに大日本私立衛生会でも中央衛生会副会頭の長与《ながよ》専斎、同じく中央衛生会の役員で衆議院議員でもあった長谷川泰の尽力によって、内務省内に伝研を設立し運営を北里に任せたいとする案がまとめられている。一方、それとは別に文部省のほうでも帝国大学内に伝研を設立する企図があり、内務省伝研案とぶつかることになった。

中央衛生会としては、内務省伝研案が議会にかけられたとしても予算が組まれるまでには多大な時間を要する。それを考えたとき、学術進歩の著しい時代に見通しの不明なまま北里を待たせることになるとの危惧も生じていた。そのような状況になっているとき、長与がツベルクリンについて福沢諭吉に話したことが機縁となって（緒方洪庵の適塾で長与と福沢は同門）、急転直下、私立の伝研を設立する道が開かれることになった。

一八九二年一一月福沢が子どもの住居用として芝区芝公園五号三番地に確保しておいた借地に二階建（建坪一〇余坪、上下六室）を新築し、[10] 森村組の森村市左衛門が機器費として一〇〇〇円を寄贈することが決まった。そのうえで長与は福沢に対し新築の家屋・土地を中央衛生会に委託させ、一切無料にてその使用を約束させている。委託された中央衛生会のほうでは北里に研究事業を依託し、九二年一一月一九日経費として一ヶ年三六〇〇円を支出する旨の依託状を北里に渡し、同日、内務省では北里を内務技師に任命。「大日本私立衛生会伝染病研究所」は一二月三日に開所式を迎えた。[11]

ところが、「大日本私立衛生会伝染病研究所」を始動させてはみたものの、そこがあまりにも狭小で病室を建てる余裕がなく、かつ研究事業の拡張もできないため、大日本私立衛生会では一八九三年一月芝区愛宕《あたご》町二丁目一三番地の内務省用地を一〇ヶ年間、貸下してもらう件を東京府知事に出願、翌月それが聞き届けられている。加えて同年二月衆議院で長谷川泰・島田三郎・高田早苗らが建議した伝研補助費の件が可決。つづいて予算案も可決され、三月には伝研創立補助費二万円、研究費補助についても九三年度より九五年度までの三年間、毎年一万五〇〇〇円が下付されることになった。

同研究所編『伝染病研究所一覧』（一八九九年七月）によれば、研究費補助は九六年度より九八年度までの三年間延長され、九九年三月末をもって終了となるが、研究所の事業は開所以来、顕著な功績をあげてきたことが認められて、明年度より私立から「官立伝染病研究所」になったとある。長谷川泰ら北里を支える体制がもたらした大きな成果であった。これまでの「大日本私立衛生会伝染病研究所」は九九年三月末に廃され、研究所隣地の官有家屋は内務省に、また研究所敷地の内務省用地は東京府知事の令達により東京府に返還。家屋・備品類は「官立伝染病研究所」に引き渡すことになり、そのすべてが終了したところで、内務省衛生局長の長谷川泰は大日本私立衛生会頭土方《ひじかた》久元（元宮内大臣）に礼状を出している。(12)

少し話を前に戻すが、新設される「官立伝染病研究所」の設計ができたところで、一八九三年四月建設する旨を三浦安《やすし》東京府知事に出願し工事に着手しようとした矢先、区民が建設に反対し建築差し止めの請願書を府知事に提出したため、府知事は建設を許可せず反対運動の鎮静を待つことになった。しかし、反対運動はやまず、大日本私立衛生会と区民有志者との交渉談判も決裂。事態が切迫するに及んで同年七月一六日、北里は「研究所設立の可否論の如き俗事に心身を労して専心一途に此学の研究に従事するを得ず。本来の目的に非ざるが故に（研究所長）委任を辞す」として辞任書を副会頭の長与に提出。それを押しとどめようと大日本私立衛生会の幹事が俗務一切を取り仕切ることで決着を図り、北里も辞任を撤回するという一幕もあった。反対派の苦情は芝区議会、東京市会でも取り上げていたが、いずれも否決されたことで反対運動は収束に向かう。同年九月になって府知事より病室建設の許可が出て工事に着手、九四年二月には竣工し開所となっている。(13)

区民による反対運動がつづいていたとき、福沢は『時事新報』誌上で三回にわたって説得に努めていた。一八九三年七月五日付けの新報では次のように説いている。すなわち、反対派の言い分は「是種の研究所を設けらるるときは、伝染病の患者は陸続ここに集まりて其危険恐る可きのみならず、之が為めに近傍の営業商売に容易ならざる影響を蒙るに至る可し」というに外《ほか》ならないが、「伝染病の名を聞て、其性質の如何を究めず、又その消毒法の有効無効を問はずして、只管《ひたすら》これを恐るるは、畢竟《ひっきょう》無智無識の然らしむる所」である。それも教育に乏しき区民であるから致し方ないことではあるも、「今の文明世界に学理を明にして次第に其行はるる所の区域を広くするは経世第一の要用」であると。(14) かなり大上段に構えた説得であるから、果たしてどれほどの効果があったものかわからない。一方、同じく説得を買って出た内務省衛生局長の後藤新平のほうは奇抜な謀略を巡らし、結果として一気に反対派を黙らせることに成功していた。(15)

愛宕町に研究室・付属病室を建設する件を出願した一八九三年四月、長与は福沢に対し鎌倉海浜院（八七年長与が開設した結核療養所）(16) のような病後の養生をする施設が東京近郊にあれば、と話したことがきっかとなって福沢は芝区白金三光町の土筆《つくし》ヶ岡に敷地を用意。また森村が建設資金を負担することで直ちに工事がはじまった。そのときも区民による建設反対運動が起きていたが、大きな妨害もなく同年九月に土筆ヶ岡養生園は開業。一部に北里が臨床に従事することに反対する者もいたが、コッホが開発したツベルクリンに精製を加えた新薬法を宣伝していた関係から、北里は養生園医長を引き受けざるを得なくなる。高野六郎によれば、元来北里は研究室の学者であるが、患者に接することが嫌いではなく、洋行前も同郷の長田医師などと共同で診療に従事したこともあったようだと述べていた。(17)

長与を顧問格に迎えた養生園は六種伝染病（一八八〇年制定の「伝染病予防規則」にもとづくコレラ・腸

チフス・赤痢・ジフテリア・発疹チフス・痘瘡）を除くすべての患者を診るとしていたが、結核患者が殺到したため結核専門病院の様相を呈することになったという。福沢の狙《ねら》いは北里に研究のための資金を稼ぐ場として養生園を使わせることにあり、さらに北里が研究に専念できるよう事務方の責任者として福沢の信任の厚い田端重晟《しげあき》を派遣するといった配慮もしている。養生園には玉川上水の分水を引いて濾過《ろか》式水道を敷設し、ドイツから輸入した蒸気消毒汽罐《きかん》（コッホは水蒸気による消毒法を研究していた）[18]を据《す》え付け、さらに厩舎《きゅうしゃ》新設のために隣地を借り入れてジフテリアの血清製造を開始するなど、規模は徐々に拡大していった[19]。

一方、芝区芝公園から芝区愛宕町へ移った「官立伝染病研究所」は、本館が一二間と六間の二階建で、下階に事務室・宿直室・和室・診察室・薬局・図書室等が、また上階に所長室・所長研究室・助手研究室等が置かれ、本館から隔てた所に病室一棟、病室は一七間に五間の二階建、部屋数は一五。病室と本館の間に動物小屋、病室の前に解剖室、病室の裏に消毒室が配置されている。収容可能な患者数は五〇人、そのうち三五人を給費患者（薬品・食餌一切無料）、一五人を自費患者（一日の入室料が一等七五銭、二等五〇銭）としており、病種は六種伝染病からコレラ、発疹チフス、痘瘡を除外した腸チフス、赤痢、ジフテリアの伝染病とそれ以外の肺結核、梅毒、癩病、象皮病《ぞうひ》（寄生虫フィラリアが侵入し皮膚・リンパ節・陰嚢に浮腫・水腫を起こす）等とし、脚気も入れる予定となっていた。入院報告（一八九四年三月末現在）には結核症（三〇名）、癩病（三名）、梅毒（一名）、象皮病（一名）とある[20]。

一八九五年三月より「官立伝染病研究所」では大日本私立衛生会の衛生事務講習会を年二回開催。

対象者は地方において衛生業務に就いている警察関係者・役場吏員・医師らとしている。それは新しい衛生知識や細菌の培養法を知り、顕微鏡を持つ者が国中に分散し活動するならば、公衆衛生の向上が図れると考えたからであった。北里が九六年に講習会で行なった「細菌学講義」[21]をみると、今回講習する衛生学は「空気、水、土地家屋等は勿論、其他工業交通等、人事百般」に関するもので、約言すれば「衣食住の事を完全にし、病気を予防し、無病息災延命にして国家の幸福を増進するを以て目的」とするもので、疾病の予防と治療も含まれるが、「諸君は医業の人にも非ざれば治療の事は姑《しば》らく是を省く」とし、衛生学の歴史に話を移し、伝染病の原因について次のように述べていた。

すなわち、二、三〇年前までは「土地の不潔汚湿より発生する一種の毒気が空気中に蔓延《まんえん》し、人がそれに触れると発病する」といわれており、このミヤスマ（瘴気《しょうき》）性の病に対し燻蒸《くんじょう》法によって大気を清潔にするとの考えのもとで消毒がなされていたのだが[22]、それは細菌学が進歩していない頃のことであるから致し方のないことであった。その後、仏国のパスツールや独国のコッホにより細菌学が進歩したとし、原因菌について語る。そのなかで癩病（レプラ）について、それは「一種の細菌を有する伝染病」であって、遺伝病でも「天刑病」でもない。病菌は「癩病患者の皮膚・血液・神経系・骨節の内等」にあり、その形は結核菌とほとんど同じであるといい、培養・染色における結核菌と癩菌との違いに触れていた。

高野六郎はこの衛生事務講習会が「北里の国家に対する功労の一つであり、また北里の国内における声望を高めるにも大いに役立つこと」になったといっている[23]。なお、二〇数年後のことになるが、『医海時報』(一二六一号、一九一八年八月)は「今、時代の求めるものは社会医学」であって、これは「将来、衛生官たる医家のために必要」なものであるのに、「衛生技術官の多くは移管前の伝研でその方面の素養を与へられたるのみ」と訴えており、時代の求める要求との乖離《かいり》を指摘していた。

一八九九年制定の「官立伝染病研究所諸規定」によれば、北里所長の診察は毎日午前一一時、日曜・大祭日は午前九時半に開始、二時間ごとに体温を測り所見を記すとあり、職員は所長一、助手は高木友枝、石神亨、浅川範彦の三名、員外助手六名、書記三名という構成。その員外助手に関して「伝染病研究所員外助手及研究生規則」では「黴菌の実地研究をなし兼ねて研究室及病室の助手をなすもの」で「所長の見込みにより之を命」じ、「内務省の医術開業免状を有するもの」に限り、無給の扱いと規定している。また研究生は「伝染病研究所員外のものにして当所に於て黴菌等の実地研究をなすもの」で、一期三ヶ月、「自費を以て顕微鏡其他研究上必要の器具及消耗品を購入使用」し、謝金一〇円を納入することと規定。患者の入室(入院)と外来に関しては、自費患者と給費患者(施療患者)に分け、後者は任意に止療(受療を中止)することを認めず、もしもやむを得ず止療せんとするときは、受療から止療までの受療料の納付を求めていた。(24)

(1) 北里柴三郎記念室編『生誕一五〇年記念　北里柴三郎』二四—二九頁、北里研究所、二〇〇三年。
(2) 高野六郎『予防医学ノート』三五一—三五二頁、河出書房、一九四二年。
(3) 本書第四章第一節で触れる。

（4）明治中期以降、金儲けに走る悪徳医師に対する批判が高まるとともに、医師のほうでも職業倫理を求める声が上がり、「医道論」と称するものが登場するようになった（布施昌一『医師の歴史』一六九―一七〇頁、中央公論社、一九七九年。佐藤純一「近代医学・近代医療とは何か」、高草木光一編『思想としての「医学概論」』所収、岩波書店、二〇一三年）。北里の「医道論」はその先駆けといえる。

（5）川喜田愛郎『近代医学の史的基盤』下巻六四六―六五二、六六三―六七〇頁、岩波書店、一九七七年参照。

（6）『北里柴三郎論説集』四九頁、北里研究所、一九七七年。

（7）右同書六四―六七頁。

（8）脾脱疽・炭疽は牛馬豚羊などの間に流行する病気であるが、脾脱疽菌・炭疽菌に感染した家畜に触れた人も経皮および経口感染し、悪性膿疱から致命的な敗血症を引き起こす。一八七六年コッホは培養基に細菌を移して純粋培養させる技術を開発。注1同書八九〇―八九六頁参照。

（9）一八八五年細菌学の研究者コッホがベルリン大学に新設された衛生学教室の教授に任命されたように、ドイツでは細菌学の研究がもっぱら衛生学教室で行われている。ドイツ医学を学んだ日本も同様な体制で研究がなされており、やがて盛んになる免疫学が細菌学と衛生学を強固に結びつける役割を担うことになった。注1同書九〇〇―九〇一頁参照。

（10）隣地の芝公園五号二番地に一九〇〇年九月、立憲政友会が本部を移転させていた。

（11）注1同書六八―七〇頁。

（12）国立国会図書館デジタルコレクションによる。

（13）宮島幹之助『北里柴三郎伝』六二―六六頁、北里研究所、一九三二年。小高健『伝染病研究所』四五―五三頁、学会出版センター、一九九二年。注6同書「伝染病研究所一覧」二九三―二九七頁、同「辞任陳情書」一六三五―一六三八頁。小川鼎三・酒井シヅ校注『松本順自伝・長与専斎自伝』一八三頁、平凡社（東洋文庫）、一九八〇年参照。

(14) 『福沢諭吉全集』第一四巻所収『時事新報』「伝染病に就て」、岩波書店、一九六一年。

(15) 福田眞人『北里柴三郎』一四二―一四七頁、ミネルヴァ書房、二〇〇八年。

(16) 高三啓輔『サナトリウム残影』二二―二六頁、日本評論社、二〇〇四年。

(17) 高野六郎『北里柴三郎』六二頁、ポプラ社、一九五一年。

(18) 注5同書八九六頁。

(19) 石河幹明『福沢諭吉伝』第四巻二八―三一頁、岩波書店、一九三二年。北里研究所編『北里研究所二十五年誌』一〇一―一〇三頁、北里研究所、一九三九年。注13小高健同書六八―七一頁参照。

(20) 注6同書「二十七年度伝染病研究所報告摘録」二八七―二九二頁。

(21) 注6同書「細菌学講義・伝染病予防法講義・病毒撲滅法講義」（天野雨石筆記）、四一〇―四六七頁。

(22) 長与専斎は万国医学会出席のために一八七六年渡米し、衛生行政の調査を実施するとともに、米国東部を襲ったコレラが英国のチャドウィック（Edwin Chadwick）の衛生改革を手本とする体制によって、抑え込まれている現実を目の当たりにし、自治にもとづく予防衛生の重要性を認識することになった。チャドウィックの予防衛生対策とは貧困と疾病の悪循環を断つことによって救貧税の負担増を回避させるとともに労働力の枯渇を防ぐもので、その衛生改革はドイツの衛生学者ペッテンコーフェル（Max Joseph von Pettenkofer）のミアスマ説、すなわち、病は沼沢地や汚物から発する悪臭気・毒気によって引き起こされるのであるから、通風や採光をよくし、下水道を整備して防臭に努めるといった環境説に立脚したものであった。コッホの接触伝染説のもとでは不可欠とされた検疫や隔離も必要ではなかった。注13『松本順自伝・長与専斎自伝』所収「松香私志」平凡社、一九八〇年。『大日本私立衛生会雑誌』「衛生と自治との関

係」五九号、一八八八年。注5同書一〇〇五—一〇二五頁。新村拓『健康の社会史』一一〇—一一二頁、法政大学出版局、二〇〇六年。

(23) 注17同書九七頁。

(24) 『中外医事新報』三三七号、一八九四年四月、国立国会図書館デジタルコレクションによる。注6同書「伝染病研究所一覧」二九三—二九七頁。

二 伝研員外助手を務めた田尻寅雄の癩病治療

一八九九年制定の「伝染病研究所員外助手及研究生規則」にもとづいて任命された員外助手のなかに、のちに癩病の研究治療をめざすことになる田尻寅雄がいた(1)。彼の履歴書によれば、田尻家は曽祖父の見碩、祖父の宗甫、父の宗彦が熊本(肥後)藩の御目見《おめみえ》医師を仰せ付けられた家柄で、寅雄は宗彦の三男として一八六六年に出生(のちの熊本県玉名郡)。七九年六月から八〇年五月まで国友古照軒の私塾論世堂で漢学・普通学を修業。ついで八〇年六月から八五年一二月まで友枝庄蔵の私塾忍済学舎で同じく漢学および普通学を修業し、八六年七月甲種医学校の県立熊本医学校に入学。同校が八八年に廃校になると、長崎の第五高等中学医学部(八二年長崎医学校より改称)に編入学。九三年八月に卒業。上京して同年九月土筆ヶ岡養生園に入職。同年医術開業免状を受領。九四年二月伝研員外助手に採用され、九六年二月に退職。九七年四月回春病院（熊本の癩病治療および生活施設として九五年一一月英国聖公会宣教師リデル（H. Riddell）によって設立）の院長に就任（前任は三重県人五味主任医師）。一九〇五年赤十字社員として小倉の病院に勤務。二六年三月リデルから患者の治療を依頼され、三三年回春病院医員となって診療に従事。三八年頃、回春病院医師不在のため週二回程度往診し、四七年に死去とある。(2)

その田尻寅雄が癩病研究と治療に関わるようになったのは、この員外助手時代で、研究主任は北里であった。癩病研究の実績に関して『明治二七年度（一八九四年）伝染病研究所報告摘録』「癩病」の項をみると、「本病に対し余（北里）の特に研究し居れることは亦前年度報告書に述へ置きたるか（が）、已《すで》に一種の薬液を製出して患者に応用し、今日までの経験に拠《よ》れは頗る満足なる成績を得たり。尚ほ他日を俟《まち》て詳細報告すへし」とあって、芝公園の伝研開設以来、癩病の研究治療を行い、治療薬も製出していたとある。その詳細な報告が九五年の『伝染病研究所一覧』にみえ、「（本所は）各種伝染病の原因及予防治法を研究するを以て目的となすが故に、明治二十五（一八九二）年十一月三十日の開所と同時に其事業に着手」しているとして、九二年以来の伝染病に関する本所の業績について記し、癩病は「開所以来治療したる癩病患者は入室（入院）・通所（外来）を合して二十六人あり、何《いず》れも快方に向はさるはなく、就中其三名は全く全癒したり」と総括していた。また九四年二月から九五年一月二九日までの入室（入院）患者成績表には「入室癩病患者数一〇名、全治退室一名、軽快退室五名、在室患者五名」と記されている。

一八九七年の『伝染病研究所第十回研究証書授与式』における挨拶で、北里はこれまでに研究を終えた研究生は一六〇名、今回の卒業生三七名を加えると総数一九七名になり、また第一一回の申込者がすでに七五名になっていると研究生の状況を語ったのち、「研究所の開けて以来、癩病のことに就いて研究を初めて居りました」と挨拶。また九九年『伝染病研究所第十六回研究証書授与式』では「癩病の研究などに至りましては、是れは吾が東洋では欠くべからざる所の研究で、此事に就ては研究所でも数年来苦心をして研究して居ります」と挨拶し、九二年の開所以来、癩病研究が北里を中心に継続的に行われていたことを語っていた(3)。

このように研究生制度が継続されてきたなかで、九三年九月養生園に採用された田尻の優秀さを認識した北里は、翌年二月彼を伝研員外助手に「所長の見込みにより之を命」じ、癩病研究の一翼を担わせたものと思われる。研究生に応募する者が殺到している状況からみても、員外助手に採用されるには優秀で研究熱心であることが認められた者でなければならなかったはずである。

田尻は九七年開業医の父が死亡したことにより故郷の玉名郡に帰って開業。その医業の傍らに九五年設立の回春病院に九九年まで毎週二回通勤する院長として働いていたが(4)、養生園・伝研の退職後も、同スタッフとの交流はつづいていた。一九〇一年の『田尻寅雄日記』(リデル・ライト両女史顕彰会蔵『田尻家寄託文書』)に記載されている「人名録」には北里のほか、高木友枝、朝川範彦、吉澤環(以上、伝研)、緒方修次郎、遠藤滋、看護婦小池好、看護婦栃原静、事務長田端重晟(以上、養生園)の名が記されており、日記からは具体的な交流の様子を知ることができる。

その日記から彼らとの交流の場面を拾うと（日記本文の片仮名を平仮名に改め、括弧内に注を付した）、まず一九〇一年三月一〇日「（九州医会）集会者五百余名にして、東京より岡田和一郎（〇二年に東京帝国大学医科大学耳鼻咽喉科学初代教授に着任）・土肥《どひ》慶蔵《けいぞう》（東京帝国大学医科大学皮膚病梅毒学教室教授）」が参加。翌日両氏がリデルに面会、田尻は回春病院にて診療。さらに一二日は癩病人が集まっている本妙寺（加藤清正を祀る浄池廟）に行き、土肥を「癩病院（本妙寺に設けた回春病院の施療所[5]）に同道一見す。此処変りたることなきも、比（此）癩病院には梅毒も皮膚病も又混在す。夫《そ》れより診療人の宿を見て、本妙寺の全体を見て、土肥博士同道。両人共に陸軍病院に至る。十二時半、リデル氏方に土肥氏を同道、岡田博士来り居（り）、依て軽食を食し、回春病院に至る。午後帰る。此日土肥氏宿に至り談数刻」とある。

一九一五年八月と九月、田尻は上京し北里研究所（以下、北研と略す）の講習会に参加。『北里研究所五十年誌』によれば、第一回講習会は大日本私立衛生会の講堂を借りて一四年一二月一五日から一五年四月二日まで実施。第二回講習会は一六年一月一五日から三月二五日まで北研の新講堂において実施しているが、この定期講習会のほかに、特定のテーマについて特別な講習会も随意開催されていた。そのなかで一五年八月から一六年四月までの間は特別講習会を二一回実施し、約八〇〇名の受講者を数えたとあるから[6]、田尻が参加したのは定期ではなく、随意の講習会ということになる。

ちなみに『医海時報』[7]「北研補修講習会」（一〇六六号、一九一四年一一月）によれば、来月一一日より毎週（火・金）午後七時より九時まで開催。会員は一五〇名の予定。希望者は一二月三日までに申し込むこととあって、講師名と講義名を、たとえば北島多一（血清療法の一班、ワクチン療法の一班、細菌学及免疫学的診断）、秦佐八郎（アナフラシキー及血清学）、北里柴三郎（結核療法の進歩）ほか宮島幹之助、志賀潔、草間滋《しげる》（北研部長・病理学）などとあって、北研スタッフが総出で対応していたことが知れる。

癩病の研究治療の最前線を知ろうとして田尻が上京した一五年八月といえば、その前年に日本がドイツに宣戦を布告。医薬品・工業原料の輸入途絶による価格高騰を受けて一五年六月、帝国議会は理化学振興のための研究所（のちの理化学研究所）の設立を採択。また「染料医薬品製造奨励法」を公布し、一七年には「工業所有権戦時法」を施行して敵国の特許権・商標登録を消滅させ、有機化学合成薬に関する製造技術の導入によって薬業界の基盤整備を図ろうとしていた時期に当たる。(8)『医海時報』「文部大臣岡田良平閣下に呈す」（一二六一号、一九一八年八月）によれば、宮島幹之助（北研寄生虫部長）は「我国の朝野が理研を設立し、或は特種の研究に費用を補助し、斯学《しがく》の発達を促すに至れは本邦学術のために喜ぶ」べきことであるが、国家が行う以上、それは公平無私でなければならないのに科学研究費の分配においては「官学に厚く、私学に薄き傾向、東京帝大の研究者に厚く、他大学や専門学校に薄き状態」にある。「研究は官学の専有にあらず。民間、篤学の研究者なきにあらず」と訴えており、実態は官学を優先した理化学振興となっていたようである。

一九一八年一月から二月にかけて田尻は「感冒にて打臥《うちふ》」す。流行性感冒（いわゆるスペイン風邪）が日本を襲うのは一〇月以降であるから単なる風邪であろう。四月二九日北里が午後五時ごろ熊本に到着。田尻は「直に博士之宿を訪ひ、暫時会談、直に帰舎せり。此日深水（で）一日、本店にて披露あり。小生も呼ばれ、八時頃行。多人数の集会にて太田知事・市長・有志家三四十名。夜二時半竹田屋に引上け宿泊」していた。前年一二月二六日北里は貴族院勅選議員に就任しているので、故郷の熊本に帰って地元の有力者から祝福を受けていたのであろうか。同年八月第一次大戦の終結直前に寺内正毅《まさたけ》内閣がシベリア出兵を宣言（一九二二年一〇月撤退）。兵糧米需要を見込んだ米の買い占め売り惜しみによって米価は暴騰、それにより富山の魚津では米騒動も起きていた。欧州諸国をはじめアメリカ・ロシア・日本の兵士らは流行性感冒の世界的な流行、パンデミックのなかで戦っていたのである。

一九一九年一月一八日パリ講和会議が開催され、その四日後、田尻は養生園の緒方修次郎(9)に手紙を出し、二月一五日玉名郡医師会、三月五日には小田郷医師会にそれぞれ出席。六月二四日上京するが、汽車の寝台にて目が覚めたのが午前五時半頃。直ちに北里博士に会う。衆議院議員で政友会幹事長を務めていた江藤哲蔵の病を診てもらうためであった（田尻の妻は江藤の次女やすえ）。義父である江藤の傍で田尻も診ていたのであろう。

日記には「夫れより博士（北里）帰り、夕方吉本博士来診。面会を中止し、午前より病状の稍《やや》良なることを示せり。一同稍安神（心）す。九時頃より皆帰宅。赤十字社の医員田崎の三人残り、対談中、十一時半頃突然痙攣《けいれん》を起し、看護婦に被呼《よばれ》、直に至り見れば、既に心力非常に喪し、精神□蒙、将《まさ》に死なんとする有様に驚き、注射をなすも不応、遂に不帰の客となり、一同大混雑を呈したり」と記している（□は判読困難による欠字。以下同）。一四日「夫々《それぞれ》除□の手続をなし、午後七時死去のこととなる。而て各大臣政友会の各知名の人来る。大混雑」「夜、青山大葬場にて大葬」。六月二五日骨拾いのため親族らが参集。

江藤の葬儀を済ませた後の日記には少し空白があって、一九一九年七月一日「養生園に行き、緒方、栃原、小池」を訪れ、「北里博士に面談、夫れより田端重晟に面会、夕刻帰宅。夜松本、杉原両氏、江藤方に来り、楽談数刻」。翌日は「江藤方の書生同行」して三越で買物（熊本への土産物）。三日「養生園に電話、帰国の挨拶をなし、直に高木、佐藤、上甲の三名に送られ、午前八時半の列車にて帰途に就く。此中松野、井島両氏に停車場にて面会す」。一五日には江藤繁雄が来て、二七日は「江藤哲蔵五七日追悼会」が執り行われていた。

一九一九年七月三〇日「北里博士の手紙来」とある。八月四日「東京より北里博士来たるとの電報に接」し、八月五日熊本に北里博士が来られるから、早朝に理髪、直ちに野尻方面の患者宅四、五軒を診て一〇時に玉名から熊本に向かう。「北里博士を砥《といし》屋本店に訪ふ。談、補員選挙のことに及ひ、博士は阿蘇人士に出会せらる。余も又会談数刻、阿部に至り檜垣《ひがき》に面会、遂に北里博士に面会せしむ。博士も喧嘩の状勢を聞き大に質《ただ》する処あり……芥川を博士の部屋に呼ひ打合をなし、七時の汽車にて帰途に就（く）。熊本駅にて高山博士、谷口（長雄）博士[10]見舞に来るに会」し、同車して「旧時を語り決別す」と記す。

一九二〇年一月一九日「谷口博士葬式。自分は病気」。二月一日「往診を遠慮す。終日家居す……

北里研究所基金を全部森□銀行に発送すること之手紙認《したた》む」とある。三月一五日株価が暴落し（戦後恐慌）、銀行の取り付け騒動が起きているが、振込はそれ以前のことであるから支障はなかったであろう。

一九二五年二月六日「朝食後、養生園を訪問す。此日東京は雨にて道路泥濘《でいねい》□を没す。夜十一時まで遊ひ帰宅す。養生園は皆変りなく、談笑の内に帰宅す。而て鈴田氏を研究所に尋（ね）、談一時間にして、再会を期して、養生園務□の部屋に帰りたり」とある。

一九二九年一月八日「午後、常人（東京に住む息子）同行にて養生園に至り、北里に面会す。夫れより栃原（正助手の栃原勇か）、小池、田端、緒方諸氏と談笑に時を費し、夜帰宅……小生と祐之（東京に住む息子）は杉並町に至り一泊す」。同月一一日「午前八時起床。出発せんとするとき、伊藤（副助手の伊藤成義か）、後藤両名来り。暫時打合をなし、小生は直に養生園に至り、親睦会をなす。緒方、鈴田、遠藤氏等、湯ケ（河）原矢野屋にて食物をなし、歓を尽して帰る。帰途は小田原急行線にて、新宿に帰り、夫れにて各自別て自宅に帰る」と記し、熊本に帰り着くのは二一日となった。

二九年三月八日リデルが田尻の家を訪問。花見とのこと。手配の自動車が故障のため河内まで迎えに出られず、ただ待っていたところ午後一時頃、三人連れで来て、しばらく花を見て帰ったとある。[11]「只待居れり」という言葉に込められた田尻の誠実な優しさがみてとれる。

この年一〇月ニューヨーク株式市場が大暴落。預金引き出しと融資の焦げ付きで銀行は倒産。企業は閉鎖に追い込まれているが、中村政則によれば、二九年の大暴落以前にアメリカの実体経済は不況状態に入っていたという（自動車・電機・住宅産業の過剰生産、農業不況、所得格差の拡大、需要不足）。不況打開のためにアメリカ政府は金利の引き下げにより景気の引き上げを図り、株価は上昇。ヨーロッパに投下されていたアメリカ資本がアメリカ市場になだれ込んだ結果、ヨーロッパの安定が崩れ、株価の崩壊を招くことになった。設備投資の縮小により大量の失業者が生み出されたが、翌年、恐慌は日本にも波及。[12]

日本では一九三〇年一月金輸出が解禁され（濱口雄幸内閣・井上準之助蔵相）、巨額の金が流出して株価も物価も下落。輸出の四割を占めていた生糸価格が下落し、米価も暴落。それにより農民は受診を控え、盆暮の二回払いとなっていた医師への支払いも滞っている。清水玄の「農家経済調査」によれば「農村急迫の為め近時医師に対する支払は滞納が多」く、そのため農村部の開業医は都会に逃げ出し、無医村が拡大していたとある。[13] 熊本中心街から遠く離れた玉名郡で開業していた田尻の家計にも、その影響が及んでいたものと思われる。『田尻家寄託文書』には「熊本県方面委員嘱託任命状」「玉名郡玉水村方面担当任命状」（一九三二年）が残されており、田尻が村民の窮状に手を差し伸べる立場にいたことが知られる。

（1）　『昭和十六年七月　北里研究所同窓会名簿』に「熊本県玉名郡玉水村　田尻寅雄」と記載されている。

（2）　飛松甚吾『ミス　ハンナリデル』三〇頁、熊本回春病院事務所、一九三四年。『バラとすみれ』三七号（二〇一四年一一月八日、リデル・ライト両女史顕彰会）所収「回春病院初代院長、田尻寅雄について」

（田尻善裕）、「田尻家寄託資料より」（緒方晶子）。『田尻家寄託文書』「履歴書」および「辞令　伝染病研究所員外助手を命す、明治二十七年二月八日」による。

（3）『細菌学雑誌』一四号、一八九七年。同三八号、一八九九年。『北里柴三郎論説集』二九〇、二九七、三〇一、三〇二、五五九、五六二、六三四頁、北里研究所、一九七七年。なお、一八九五年細菌学雑誌社によって創刊された『細菌学雑誌』は、その実質的な編集主体は伝研であった。月澤美代子は『ツベルクリン騒動』（名古屋大学出版会、二〇二二年）第一五章において『細菌学雑誌』の性格等について言及している。

（4）『衛生時報』第四号、六頁、一九一九年（熊本県立図書館所蔵）。『衛生時報』は医師の福田令寿が一九一八年熊本市山崎町に衛生時報社を立ち上げ、三一年まで発行されたもので、一八年一〇月二五日の創刊号には、北里柴三郎が「衛生を説き防疫の途を講ずるも亦其民俗地勢に適応したるものにあらざれば効果を大ならしむる能はざる」ものであり、「地方民庶の衛生思想鼓吹に努め併せて医事報道の機関となさん」とする同社のような機関が、全国それぞれの地において続出することを願うとともに、その先駆けとなった同社は天下国家に貢献するものであるといった趣旨の祝辞を寄せていた。

（5）注2『バラとすみれ』「田尻家寄託資料より」（緒方晶子）には本妙寺施療所の設置と田尻による出張診療についての考察がみられる。

（6）『北里研究所五十年誌』四九二―四九三頁、北里研究所、一九六六年。

（7）『医海時報』の持ち主（経営者）は北里を非常に崇拝している田中義一、主筆は内ヶ崎騰次郎という東大出の法学士であり、かつ議論家で、北里は田中を使って世論を作り医者の団結を図っていく考えを持っていたと『北島多一自伝』九九―一〇〇頁（北島先生記念事業会、一九五五年）は記している。

（8）斎藤憲『大河内正敏』（評伝・日本の経済思想）第一、二章、日本経済評論社、二〇〇九年。宮田親平

『「科学者の楽園」をつくった男』五四—七九頁（河出文庫版）、河出書房新社、二〇一四年。新村拓『売薬と受診の社会史』二八一頁、法政大学出版局、二〇一八年。
（9）一九二五年の職員録にみえず、三九年養生園職員録に筆頭医員とある（『北里研究所二十五年史』一〇六—一一一頁、北里研究所、一九三九年）。
（10）『衛生時報』九三号、一九二六年六月「熊本医科大学昇格第五周年並びに熊本医学校第三〇年記念式と故谷口博士追悼会」。同九四号、同年七月「熊本医学校の三設立者谷口長雄」。新村拓『近代日本の医療と患者』一一九—一二一頁、法政大学出版局、二〇一六年。
（11）注2『バラとすみれ』「田尻家寄託資料より」（緒方晶子）。
（12）中村政則『昭和恐慌』（岩波ブックレット）二四—三七頁、岩波書店、一九九一年。
（13）清水玄『国民健康保険法』一七—二一頁、羽田書店、一九三八年。新村拓『在宅死の時代』六二—六四頁、法政大学出版局、二〇〇一年。

三　第一次大戦が医薬品および留学生に与えた影響

北里柴三郎記念博物館所蔵資料によれば、一九一三年六月二五日「北里が来て、今度高峰譲吉博士[1]の勧めで止むを得ず三共会社の株を一〇〇株持たされたとの話があり。また無タンパク新ツベルクリン乳剤を発売せんとするが、矢張り三共に取次《とりつ》がせたく、また新聞は朝日新聞の記者を呼んで書かせては如何等の相談を受けた。余（事務長）は無タンパク新ツベルクリンを初期に用い、乳剤を後に用いるとか、何とかしなければ、両方売れぬことになりはせぬか」と献策したとある。

さらに一九一五年六月一一日「北島多一博士（副所長、内務省防疫課長兼務）が来て、警視総監の印、本日済んだので、多分明日許可されるであろう」といい、また「サルバルサンを今度、三共（株式会社）に作らせ、鈴木梅太郎博士（オリザニンを発見）に託して当所にて検定するはず。それは一割位検査料を取るはず。昨日塩原又策氏(2)（三共商会創業者）と協議」した。そして、その日の午後一時頃、熊本の志賀博士より血清の許可はまだおりないかとの問い合わせの電報があり、印鑑のことは今日済んだので、明日、許可ある予定と事務長は返電している。

サルバルサン（Salvarsan）は、伝研第三部長の秦佐八郎が一九〇八年一月フランクフルトの国立実験治療研究所に入所し、所長エールリッヒの指導のもとでベルトハイム（A. Bertheim）が合成した種々の薬品を、秦が動物実験を通してその効果を調べていたとき、六〇六番目の薬品に卓効を認め、梅毒患者を対象に臨床試験を実施した結果、六〇六号（サルバルサン）が生まれることになったもので、一九一〇年四月エールリッヒと秦らはドイツ内科学会で実験結果を発表し、八月秦は帰国していた(3)。『医海時報』（八四八号、一九一〇年九月）は「伝研技師秦氏は、その光輝ありし三年の留学を終へて、十日午前六時敦賀（福井県の敦賀港）に無事帰朝、迎へしは二人のみ」であったと報告。ドイツではエールリッヒのもとに六〇六号を求める人々が殺到し、そのためヘキスト社からサルバルサンと名づけて製造販売することになったが、同誌（八五九号、一九一〇年一二月）はドイツにおける状況を伝えながら、日本では「三共合資会社が一管〇・六八㌘入を六円で発売すること」になったといい、また伝研ではサルバルサンの使用に関して「発見者秦氏を講師として向ふ一週間の短期講習科を開設するはず」と伝えていた。

さらに『医海時報』（八六三号、一九一一年一月）ではドイツでの開発の状況と新薬の意義、それに加えて秦の業績を紹介する宮島幹之助（伝研部長）の記事を載せ、「薬は学者が商人の犠牲に供せられる」ことが多いが、六〇六号は「一万人以上に試用し、その結果をみざれば一般に売出すことを許」さず、商人らに左右されなかった点が評価されるとある。

日本は特許権を有するドイツからサルバルサンを入手していたが、一九一四年七月第一次大戦の勃発により輸入が途絶、国産化の必要に迫られて鈴木梅太郎らに合成研究を依頼。同年一二月には成功して三共で製造販売されることになったが、北研部長の秦が検定してみると毒性が強くて使用不能であった。改良を加えて一五年三月アルサミノールの商品名で発売となっている。(4)

医薬品業界に与えた第一次大戦勃発の影響は大きく、『医海時報』（一〇五二、一〇五三号、一九一四年八月）「薬品の暴騰と当局者」は、薬品現況の実況調査に当局者が日時を空費しているといい、「奸《かん》商《しょう》に胚胎した暴騰熱、模造薬品の跋扈《ばっこ》」「逆輸出を企てる薬種商人」の横行に対し「薬品営業に付帯する価格統制に関する訓令」を早く公布せよと訴えていたが、同誌（一〇六三号、一九一四年一一月）「薬品輸入陸続」では一〇月中は「海外より横浜及神戸の両港へ輸入ありたる薬品は陸続として入荷」とあって、途絶前に仕入れた薬品の陸揚げの様子を報じていた。

さらに翌年の『医海時報』（一一三三号、一九一六年三月）「薬価調節は社会問題」では薬品暴騰が深刻化している様子を伝え、「製薬業者は商船の撃沈、保険料の値上げ、為替の困難、生産力の減退等を述べ、これを口実に在庫品まで値上げし、内地生産品までも数倍の値上げをしている。地方開業医の購入値段は平時の三十倍に達し、需要多き薬品も十五倍、二十倍の値上げの状態」になっており、それにより農家では病気になっても受診せず、売薬などの対症療法で済ませているといい、その翌年には同誌（一一七八号、一九一七年一月）「調節其途を得たりしや」において「石炭酸のごときは戦前の三十余倍」も値上げするなどひどい状態にあり、「唯一、国庫補助による製薬会社の設立のみ」が「其途《みち》を得たもの」であったという。

そして、ドイツの戦後における医薬状況についても同誌（一四六九号、一九二二年八月）「大戦後のドイツ製薬品」では次のように報じていた。すなわち、「ドイツ国内より製出される新薬治療薬は真に雨後の筍《たけのこ》の如く、内には単にドイツ製という名のみにて、俄《にわか》に信を置きがたきもの多々あり……ドイツ国内においても、戦前と戦後を区別しており、戦前のものは非常に珍賞されている」と。

一方、留学生に関する情報として大戦勃発時の『医海時報』（一〇五三号、一九一四年八月）「文部留学生呼戻しと保護」は、在ドイツ文部留学生でドイツより退却して英仏に到着した人々の名前を掲載し、翌月の同誌（一〇五七号、一九一四年九月）「海外留学生の前途」は「（日本軍の）膠州《こうしゅう》湾攻撃の結果、ドイツ人の感情を害し、研究上の便宜を得られず、日本人を大学から締め出すとは信じられない」と嘆じていた府立大阪医科大学学長佐多愛彦の記事を掲載(5)している。

イギリスの要請を受けて日本の艦船を地中海に派遣した一九一七年、同誌（一一七九号、一九一七年一月）「文部留学生と英瑞（イギリス・スイス）」によれば、「開戦以来、留学生はほとんどアメリカへ派遣」していたものの、語学の関係もあって留学生は満足せず。それゆえ「文部省は十二月、アメリカ留学中の人々に対し、イギリス又はスイス等へ転学するも差支《さしつか》えなしと訓令」。しかし、ベルリンやロンドンにも留学生がまだ多少残ってはいるものの、「開戦以来、全く閉鎖の状況」となっていると報じており、さらに同誌（一二〇二号、一九一七年七月）「米国医学の進歩」はドイツ医学の遅れとアメリカ医学、特に臨床医学、外科学の長足な進歩を伝え、「将来の医学の覇《は》を称《とな》うるのはアメリカか」と論じる東京帝国大学教授岡田和一郎の論を紹介していた。第一次大戦はドイツ医学および医薬品業の零落とアメリカ医学の隆盛を印象づけるものとなっている。

（1）三共株式会社の初代社長でアドレナリンの抽出、タカジアスターゼの創製に成功していた（『医海時報』七六一号、一九〇九年一月「本邦に於てタカジアスターゼ製造」）。飯沼和正・菅野富夫『高峰譲吉の生涯』朝日新聞社、二〇〇〇年。新村拓『医療と戦時下の暮らし』五六五頁、法政大学出版局、二〇二〇年。

（2）塩原又策編『高峰博士』自家版、一九二二年。

（3）秦八千代『秦佐八郎小伝』二二―六七頁、北里研究所、一九五二年。秦藤樹「秦佐八郎の生涯と業績」『日本医史学雑誌』三三-三、一九八七年。『秦佐八郎論説集』「サルバルサン使用上の注意」「サルバルサンの静脈内注入に就て」北里研究所、一九八一年。そのほか堀川豊永編『近代日本の科学者』（第一巻、人文閣、一九四一年）所収の小林六造『秦佐八郎伝』参照。

（4）右同。
（5）奈良岡聰智『「八月の砲声」を聞いた日本人』（千倉書房、二〇一三年）はドイツ滞在中の日本人に向けられた罵声や日本への引き揚げにともなう苦難を詳細に語っている。

四　医師会長北里の国家衛生理念にもとづく行動

一九〇六年「医師法」が公布されて医師の身分が確定されたのち、医師は業権擁護のための団体、すなわち医師会の設立に動き出し、その権能を規定する「医師会規則」（内務省令）の法定化を求める運動を起こしている。医師会の前身ともいうべき医師の団体は一八八〇年代半ば頃より各地方において結成され、九三年には大日本医会、九九年明治医会、一九〇三年帝国連合医会が生まれていたが、[1]一九〇七年各県に医師会が出来たものの、これを連合する組織がないため、北里の政治力に期待する声が出ていた。しかし、北里は会長になれば政府と喧嘩しなければならないが、自分は政府の役人であるし学者であるからと、承知しなかったという。だが、伝研の文部省移管問題が起きて一四年政府の役人を辞めたことから、一六年一一月連合組織である大日本医師会が生まれ、北里が推されて会長に就くことになった。[2]高野六郎によれば「北里が日本医師会の指導者に推挙されたのも、細菌学即ち伝染病予防の学術を通じて彼が日本の医界に広く知己を持つたためであろうと考

へられる」という。(3)

大日本医師会は法定の医師会ではなかったから政治的運動が自由にでき、北里は全国を行脚して会員に向けて衆議院議員選挙（寺内正毅内閣）に立候補するよう説得。『医海時報』（一一八七号、一九一七年三月）「衆議院議員候補者としての医師の奮起を要望する理由」によれば、北里は「国家の消長は国民活力の強弱如何に在」り、国民活力の伸長にとって肝要なのは「国家衛生」である。幕末・明治維新にみるように、医学を修めたものが文明を切り開き、国家の基礎は科学によって築かれ、国政は科学の運用に頼らざるを得ないのに、現在は政事のことは政治家に任せ、医学者も政事は俗世間のことと考え、政事に関与しようとしない。「国家存立の大政事の衛生を閑却するは国家の大欠陥」であるといい、「人格高き医人を議会政府に送ること」が最急務であると医師に決起を促していた。

「選挙の神様」と呼ばれていた熊本出身の安達謙蔵は寺内内閣不信任案の提出をめぐる各党の駆引きと、総選挙によって憲政会が大打撃を被り政友会が大躍進した経過を『安達謙蔵自叙伝』のなかで詳細に記しているが、(4)『医海時報』（一一八九号、一九一七年四月）「北里御大の出馬」は全国を駆け回って「政談演説」している北里の様子を、また同誌（一一八九号、一九一七年九月）「医家出身代議士と通常議会」は四月二〇日の選挙で当選した医家出身代議士の活躍を報じていた。北里の奮闘が多数の当選者を生んだのである。それは生来、軍人か政治家になる夢を抱いていた北里の面目躍如とした姿を彷彿《ほうふつ》させるものであった。

北里柴三郎記念博物館所蔵資料によれば、一九一六年四月一九日事務長が「チアノクプロール発売に付、大阪売店へ夫々通知状」を発送。翌年四月一〇日古賀博士宛に北里所長より電報があり、「明朝、熊本へ出発に付、古賀液勘定、是非送れ」とのこと。そこで事務長は計算書を作成。為替とするもの、当座預とするもの、現金渡しのものと仕分けしていた。その日のこと、「昨日午後細野順来る。二本榎《えのき》方面金杉選挙の件に付、園江氏へ肥田氏を頼み相談の事、其他話ありたり。成瀬に運動方頼む事の話もありたり」と記されている。これは耳鼻咽喉科の医師金杉英五郎が衆議院議員選挙に立候補したため、その応援依頼の話であった（金杉は一七年四月東京市から立候補して当選。二一年一〇月には財団法人東京慈恵医科大学の初代学長に就任）。四月一九日「（北里）先生来る。選挙も弥《いよい》よ明日に迫り、八方何となく色めきたり。正午金杉来る……高仲恵来る。配り物等に付、打合せたり」とある。同年七月三一日北里一家と女中と北里袈裟男《けさお》（柴三郎の弟）の家族、合わせて一七人が東京駅より午後七時、特別の扱いを受けて熊本へ向かう（一九年七月一〇日の記載によれば、北里袈裟男の長男一五歳が盲腸炎にて死去していたとあるから、それにともなう帰郷であったようである）。

一九一八年一月二五日には「三共（株式会社の）古谷氏が秦佐八郎博士を訪問」し、「サルハルサン、昨年下期検定料金持参」するとともに、これまでの検定料を割り引いてくれと要求。いろいろ掛け合うが、「何《いず》れ北島博士帰京の節迄保留」することとし、彼は事務長が持参した小切手を受け取ったとある。同年四月二四日北里は九州に向かう。東京駅での見送りは二〇人ばかりで、神代郁之進と山根先生（養生園）の弟が先生と同車したと記載。

世の中は大戦景気で物価は高騰。一九一八年一月二五日「物価高値」によりこの際「患者一人に炭代十銭つつ中受くるか、又は入園（養生園入院）料直（値）上の義、（北里）先生に相談す」と事務長は話していた。『医海時報』（一二六一号、一九一八年八月）「大日本医師会長に白《もう》す（北越山中の開業医）」によれば、「欧州戦乱以来、輸出超過の結果、正貨は増え、収益は六〇億円に達」するも、他方で物価は暴騰して国民生活を圧迫し生活費は膨張している。薬品・医療機器材料費も騰貴しているのに、薬価診察料は一九一〇年の規定のままである。そのため患者数を増やす努力をしているが、これは同業者間の競争を招き品位を落とす結果を招くことにもなるので、北里会長に適切な処理を願うと訴えていた。

一九一九年五月一九日、北里は「江藤鉄蔵病気に付き、午後同人宅へ訪問の筈《はず》」とあって、北里は以前から江藤宅を訪れていたようである。寺内内閣の総辞職にともなって生まれた原敬《たかし》内閣にとって、江藤の死は大きな痛手であった。原敬を総裁とする立憲政友会は有権者資格を直接国税一〇円以上納める者から三円以上納めた者に引き下げること、そして小選挙区制を導入することを悲願としており、その改正案を一九一九年二月の議会に提出することを決定。「デモクラシー思想の高揚に伴い選挙権の拡張を求める世論圧力」に押されて、枢密院による反対もなく改正案は通過。五月改正衆議院議員選挙法が公布されている（選挙権の拡張というが、婦人参政権が認められたのは一九四五年一二月のこと）。

江藤の選挙区では代議士九名のうち立憲政友会は三名、立憲同志会（憲政会）が六名で、選挙区の政友会議員は改正に反対しており、江藤にとって立つ瀬のないような状況にあったが、一九二〇年二月原敬内閣は国民に信を問うために国会を解散。五月一〇日に実施した第一四回衆議院議員選挙では政友会が大勝し、死去した江藤の選挙区ではのちに政友会幹事長・鉄道大臣に就く松野鶴平《つるへい》が当選していた（松野の妻は原敬内閣の逓信大臣野田卯太郎の長女）(5)。

一九一九年八月二日北里は「昨夕、七時発京都へ出発。夫より代議士補欠競争応援の為め熊本へ廻られ、九日頃帰京」とのこと。立憲政友会江藤哲蔵の死去にともなう補員（補欠）選挙のことで、北里は人々に会い情勢分析をしていたようである。

『医海時報』（一三四七号、一九二〇年四月）「時報論説」は「今や、選挙法改正の結果、小選挙区となり……杏林界が立法府に有力なる発言権を有し、若《も》しくは有せしめらるる真義は……医事衛生方面の改造を図ること」にありとし、出馬の士が多く出ることを祈ると訴えていた。立憲同志会（憲政会）からは弁護士の尾越達雄が立っていたが、八月五日の補員（補欠）選挙では政友会から出馬した松野鶴平が落選。前述したように松野は二〇年の総選挙で当選している。

『医海時報』（一四八〇号、一九二二年一一月）「北里御大決心を語る」では、道府県・郡市区医師会が医師法にもとづく法定医師会であるのに、それらを統括する大日本医師会が法定ではないところから、北里は大日本医師会の法定化に努力し、それをやり切ると語っていたが、一年後の二三年一一月それが実現することになる。大日本医師会は解散し法定日本医師会（会長北里）が発足する(6)。しかし、その内実といえば薬価・診察料などを議定する以外に何ら国家有用の諮問機関とはなっていないとの批判も漏れ聞こえていた。[7]

第一次大戦後の不況下に頻発した労働争議に対応するため、一九二二年四月健康保険法（職域保険）が公布されたが、薬価・診察料に関し医師の不満は大きかった。薬価・診察料に関しては、社会局保険課長湯沢三千男が語るところの『医海時報』（一六八一号、一九二六年一〇月）「健康保険の医療に関する契約書に就て」によれば、政府は官公立病院に直接委託するもの以外は被保険者一切の医療を法人日本医師会に委託し、医師会のほうでは健保担当の医師を選んで医療を行わせる「医師会が元請けし、一般の医師は下請け」という構造になっていた。また診療報酬（医師収入）のほうは人頭割請負方式（政府があらかじめ年度ごとに被保険者一人当たりの年間医療費を定めておくもの）であるから、どんなに患者が増えても医師の収入は増えず（診療単価を低下させる対応しか取れない）、煩瑣な健保事務に時間も取られるため、開業医の不満は募ることになったのである。[8]「日本医師会の会長を担ぎて職権を乱用し会員間に信用を失墜」させているといった、統制の乱れを非難する声も上がっていた（『医海時報』一七二四号、一九二七年八月）。

医者は医権の拡張と医薬分業反対をいうだけで、社会のために奉仕する（安価で診療する）考えを持たず、暴利を貪っているといわれ、また自由開業医制がもたらす医療機関の偏在や医師会に対する不満は大きく、医師会内部もゴタゴタしていた。そこで北里は病気を理由に、本年の改選を機に引退する意思を表明するが（『医海時報』一七三四号、一九二七年一〇月）、北里を辞めさせてはならないとする「全員の懇願」を受け、北里は「理事長以下理事全員の選任を自己に委嘱すべき」ことを条件に会長職にとどまることになった（同誌一七三五号、一九二七年一一月）。北里は医師会の立て直しを図るとともに、一九二五年公布の普通選挙法にもとづく最初の衆議院議員選挙の期日（二八年二月）が迫っているとして「医家並びに医界は決起せよ」と呼びかけている（同誌一七四八号、一九二八年二月）。

先の診療報酬問題に関して『医海時報』（一八〇三号、一九二九年三月）「結局二十五万円の収穫」をみると、健保医療費増額問題は北里と北島多一による社会局との交渉で、日本医師会が二五万円余を得たことは大成功であったと伝え、また同誌（一七八七号、一九二九年一一月）「北里御大の将来を如何」では、「私的団体たりし医師会が公法人団体となり、それ以来、外部的には医権の拡張著しいものがあり、内部的には医師会の目的である学術の向上、人格の陶冶《とうや》等、大いに見るべきもの」があったと評価していたが、それからおよそ一年半後、北里は脳溢血により他界。

高野六郎によれば、「北里の志は学術を研究して純粋の学者になり切るよりも、寧ろ学術を実地に応用して国家の御用に立てるといふ点にあつたらしい。彼は身辺の事情から医学を学んだけれども、其本来の志望は政治家或は軍人であつたらしい。従つて医学によつて身を立てることになつても、其の医学を個人の診療のみに向けることには不満であつて、医学を以つて国民の健康を図るといふ衛生方面へ赴いたのである。又医学を以て政治に参与するには衛生行政の途によるがよいと考へたのであろう……細菌学者にはなつたが、其の本領は衛生学徒であり、且つ衛生行政の実際家を以て任じたのである」と述べていた(9)。

北里は考究対象が未知であることの多い細菌学よりも、対象がすでに定まっている衛生学・衛生行政を好み、また衛生が医療に飲み込まれている現状を危惧し、衛生環境の改善にもっと意を用いるべきであると考えていたようである。医療によって個々の生を衛《まも》ること、それと同時に衛生によって全体の生を衛ること、その両立によって生の平準化を図るべく行動していたのである。その理念が一九一九年慶應義塾大学部医学科の設置を、また二七年ロックフェラー財団による寄付により予防医学教室の設置をもたらしたのであった(10)。

(1) 新村拓『在宅死の時代』三六—三七頁、法政大学出版局、二〇〇一年。
(2) 『衛生時報』六四号、一九二四年「医師の衆議院(福田令寿)」。『北島多一自伝』八九—九三頁、北島先生記念事業会、一九五五年。
(3) 堀川豊永編『近代日本の科学者』第一巻所収、高野六郎『北里柴三郎』二〇頁、人文閣、一九四一年。
(4) 安達謙蔵『安達謙蔵自叙伝』一五一—一五四頁、新樹社、一九六〇年。
(5) 玉井清『原敬と立憲政友会』二〇三—三〇五頁、慶應義塾大学出版会、一九九九年。
(6) 『衛生時報』六三号、一九二三年「法定の国家的医師会に出席の記(福田令寿)」。
(7) 注1同書三七頁。
(8) 新村拓『医療と戦時下の暮らし』二三二—二三七頁、法政大学出版局、二〇二二年。
(9) 注3同書二〇—二一頁。
(10) なお、大日本国民教育会編『日常衛生と伝染病予防心得』(後藤新平題字。北島多一校閲。大日本国民教育会、一九一八年)を見ると、衛生とは「病を未然に防ぎ、以て身体を壮健にし、出来得る限り長命をして、人間の務めを果し、人生を全ふし、若は又不幸にして病気に罹ったならば、成る可く早く全快するやうにし、且つ他の人に病気を伝染せぬようにすること」と定義したうえで（第一章）、衛生が行き届かないことにより、病気となって失職し、治療費用が嵩んで貧困に陥る者が増え、その貧困がさらに病を招いているといい（第三章）、人口の増加・出生率の増加は国の繁栄にとって欠かせない要件となっているが、日本は衛生が行き届かず、衛生思想も幼稚なため死亡者が英独に比べて多く、人口増加率は低い。それが故に国力が低下し兵力も劣っている。それだけでなく、一旦伝染病が流行すれば、外国との交通に障害が生じ、商業は不振に陥り、外国から観光客も来ず、工場は閉鎖し、交通も遮断され、検疫消毒などのために大金が費やされ、国家の損失は計り知れないことになると述べ、衛生の意義を論じていた（第四章）。

五　田尻寅雄が筆記した「癩結核治療法」

リデル・ライト両女史記念館の『田尻家寄託文書』には田尻の三冊のノート「癩結核治療法」があり、それは「講習上、一五年九月一四日〜一七日」「講習下、一五年八月一四日〜一七日」（いずれも講師は古賀玄三郎）の二冊と、「一五年一二月八日」と記載された一冊のノートから成っている。後者の一冊のノートは結核患者別に実施した古賀氏結核治療薬「チアノクプロール」の注射量に関する治験記録にはじまって、「細菌学二三九（『細菌学雑誌』二三九号）、高野六郎」と記載された「チアノクプロール」を癩病治療に応用した実験録である。なお、古賀玄三郎は講習後に草間滋（北研部長・

病理学）との共著で「チアノクプロールの治療作用」を発表していた(1)。

古賀が伝研に入職したのは一九一四年二月で、同年一二月には京都帝国大学医科大学（一九年に帝大医学部になる）にて突発脱疽の研究により博士の学位を取得しているが、それ以前より結核治療薬（シアンと銅の重塩化合物すなわちチアノクプロールを創製）の開発に取り組んでいたようで、『北里研究所二十五年史』は同薬について「六年間研究を重ね、動物実験に於ける成績に基礎を得て、自ら六十余名の結核患者に試用せられ、大部分は効果ありと推奨し、少数の実験者は其の効力を否定した。癩に対する数名の実験者は多少の効果を収めたと報告した。チアノクプロールは結核菌又は癩菌に対し直接の殺菌作用ありとは認められないが、体細胞に刺激を与へ、それにより細胞の機能を増進すべき故、往々良好の結果を齎《もたら》すのであろうと考へられている。大谷彬亮《もりすけ》（北研部長、のち東京都済生会中央病院第二代院長）は、チアノクプロールは刺激療法剤なるを以つて分量多きに失すれば害あるも、其の用量を減じて使用せば好成績を得ると報告した」と記している。

さらに古賀がチアノクプロールを創製した時期に関連して、「結核の化学的療法は夙《はやく》に獨逸（ドイツ）に於てエールリッヒ、志賀潔両氏により開始せられたが、志賀潔は帰朝後も銅サルバルサンでの結核化学療法の研究に従事し、大正三年（一九一四）末、同剤を以つての結核及び癩に対する治療実験成績を発表したが、未だ其の実用化を見るに至らなかつた」とし、また大正六年志賀潔は人型結核菌を「トリパフラビン加グリセリン肉汁に累代培養せる菌体を牛免疫血清にて感作《かんさ》（トリパフラビン加培地継代法で無毒化した結核菌を結核菌牛抗血清で不活化）し、之より結核感作ワクチンを創製し、先づ動物実験を重ね、進んで人体に応用した。其の成績に基き本ワクチンは大正七年以降、多数の臨床医家によりて実験せられ、何れも其の効果あるを認めたので、爾来《じらいか》可なり広く使用さるるに至つた」と記していた。(2)

田尻は開業医として一般診療に当たるとともに、回春病院や本妙寺施療所にも通っていたが、後者における療法を知るために田尻が筆記した「癩結核治療法」のなかから、癩病についての言及がある「一五年一二月八日」ノートをみることにする。まず冒頭で「結核菌と癩菌とは形態学上並に免疫上、著しき相似点を有」しているから(癩菌は結核菌と同じ抗酸菌に所属)、結核薬を癩病に試みても理の通らないことではない。癩菌をもってする培養試験および動物試験が未だ成功していないので、癩の治療研究はことごとく人体を借りて行う以外にないと記したうえで、『細菌学雑誌』(二三九号、一九一五年)に掲載された高野六郎(北研副部長)「古賀氏結核治療剤を以てせる癩の治療実験」の紹介に移っている。

第一「患者の選択」では「(速やかな反応が得られる)なるべく病歴新鮮なるものを良とす」と記すのみである。第二「仕(使)用量及間隔」、第三「反応及副作用」では北研の古賀玄三郎が開発した結核治療剤「チアノクプロール」はすでに人体での治験例も多いので、癩患者に使用するにあたって何らの準備を要しないが、顧慮すべきは反応の程度である。モルモットを用いた結核における治験データにより人体への適応量を換算したうえで、目下《もっか》のところ一週間に一回、一〇mgを一〇g注射器に細い針をつけて静脈内にゆっくりと注入し、用量の増加と間隔の短縮に注意しつつ反応を確かめる。ところが、注射の回数を増加させても反応はなく、稀《まれ》に体温の上昇、知覚異常がみられる。身体虚弱な者に副作用（頭部充血・呼吸圧迫・脈数増加）が現れても、安臥させて注射速度を極く緩やかにすれば消失する。注射後に安静を守らなくても何らの異常も生じないので、本剤は外来的治療に適しているといえる。結核に対し本剤は著しく反応するが、癩に対してはそれがみられないと記述。第四「治療成績」では斑紋癩《はんもん》（皮膚の色や隆起がまだらに生じる癩）に神経癩（神経が侵され知覚障害などをもたらす癩）を加味した患者に本剤を注射したところ、はじめは反応がなく、注射を重ねて一〇回前後、治験開始三、四ヶ月経過した頃になって症状が軽快しているのをみたとある。

つづいて大谷彬亮が行なった治験では、従来の経験からして本剤「チアノクプロール」の注射量は体重に正比例させなくてもよいが、小児に対しては年齢に応じて減量させる必要があるとし、また第二回目以降の注射量は前回の患者の状態をよく考査し注意深く定めなければならない。二週間という注射間隔を短縮する試みは最も注意を要する。高野六郎が行なった癩に対する注射は一週に二回で、何らの悪影響を認めなかったとしているが、結核においては悪影響が出ているといい、最善の注射間隔および至適用量を定めるために治験を繰り返し、副作用をよく観察しなければならない。

注射量と患者の処置如何で本剤の治療効果が左右されるので、過大な反応を防止し順当な経過を辿らせるためにも、処置は適当でなければならない。処置において大事なのは安静の一言に尽きる。安静には精神、身体、病窓（室）の三つがあるといい、それぞれについて説明する。たとえば、肺結核では病窓（室）の安静を妨げているのが咳嗽《がいそう》、深呼吸運動、喫煙、大声を出す読話である。咳嗽に対しては簡便な鼻スプレー（重曹一：食塩一：水一〇〇の溶液）が効果を発揮していると紹介。つづいて各種の結核を取り上げ、それぞれについて注意事項を要約し、最後に古賀療法における禁忌薬物をリストアップする。本剤の使用中におけるツベルクリン療法については大いに警戒を要することであるが、本剤の効果が不十分なときには、一定期間を経たのち使用する分には構わないと述べている。

田尻は高野六郎や大谷彬亮の治験を参照しながら、癩治療に古賀の結核治療剤「チアノクプロール」を北研から入手して治療に用いていたと推測されるが、それに忠実であったかどうかは分明でない。というのも結核・癩病研究者の間から本剤に対し多くの批判が寄せられていたからである。

そのような状況をみて北研の北島多一副所長は一九一六年一月二一日、東京帝国大学医科大学生理医化学教室において古賀結核治療剤を推進する者と、批判あるいは懐疑的な者を集めて討論させる場を設けていた。討議内容は『医海時報』「古賀液大論争戦詳記」（一九一六年一月、一一二七号）に報告されているので、八席の講演についてみることにする。

まず推進派の草間滋は人工的に感染させた結核モルモットに注射した本剤「チアノクプロール」が作用した結果、体重の増加と生存期間の延長がみられ、解剖学的および組織学的に治療機転を促進させていることが明らかになったという。ただ本剤が結核に対し直接に作用したものか、あるいはモルモットの細胞に作用して結核菌に対する防衛作用を増進させ、間接的に結核菌の毒力を減退・

死滅させたものなのかという点について、古賀氏と共同研究した結果をデータにもとづいて詳細に語り、結論として本剤が直接結核菌の死滅を招いたものではなく、結核に対する防衛細胞の機能を亢進《こうしん》させるものであったと報告。

つづいて大谷彬亮、高野六郎の発表があったが、前述したことに類似したものであるので割愛する。次に今裕《こんゆたか》（東京慈恵会医院・医専教授）による結核患者五体に関する剖検例の報告では、各患者個々人によって著しく経過や病変が異なっており、本剤の価値を評価することはできないと述べる。

高木兼二（東京慈恵会医院・医専教授）は各種結核患者に対し本剤の注射を七ヶ月間にわたって行なった結果、本剤によって治療効果があった者と悪影響を受けた者とがおり、善悪両様の作用が出ているのは本剤の使用量が正確でなかったか、あるいは病勢の如何を顧慮しなかったためであり、今後の研究を待つという。

森田資孝・太田朝次はウィーン薬物教室において、別の研究のためにメルク社製の化合物「チアンカリ銅液」を得ていたので、それと古賀液との比較を試みたが、両液とも結核菌に影響を及ぼすものではなかったと報告。

次に笹川正男（長崎医専教授、のち慶應大皮膚科教授）は東京帝国大学医科大学の土肥慶蔵教授より古賀液が癩病に有効か否かについての臨床研究を命じられ、土肥教授と北里から「チアノクプロール」を入手し、結節癩（癩腫ができる癩）と神経癩の患者一〇名に対し一九一五年九月より研究を開始したが、注射に反応を示したものは三名。注射回数二～七回目に反応が現れ、その後に変化はなかったという。さらに笹川は土肥教室における一〇余年間の経験について述べる。

すなわち、癩性斑紋または結節は各種の薬品に対し使用の当初において必ず多少の反応があり、その最も顕著なものは癩結節に対する大風子油《だいふうしゆ》の実質注射（熱帯に分布するイイギリ科の植物の種を圧縮して得られた大風子油を温め溶かして使用するが、激痛をともなう）[3]または内服と、癩斑紋に対する昇汞《しょうこう》水（塩化第二水銀の水溶液）の注射であった。それら注射により結節または斑紋の吸収、知覚および運動麻痺の快復が少なからずあった。その他、ホアンナン（熱帯に分布するマチン科の高木の種子を利用、漢方生薬の番木鼈《ばんぼくべつ》）、ナスチン、クレオソート、テトロドキシン（河豚《ふぐ》毒）、ツベルクリンなどからも往往にして同様な結果を得ている。これらから推論すれば、古賀液の癩に対する反応も他の薬品においてみる現象とほぼ同一で、古賀液自体が有する特異的な効果といったものは認められなかったと報告。

最後に、佐藤邦男（のちに千葉医専皮膚科教授）は北研より土肥教授のもとに送られてきた本剤を皮膚結核に試用するよう委託されたが、尋常性皮膚結核は比較的少ない疾患であるので、一例のみに試用した。結果はサルバルサン銅を狼瘡《ろうそう》（皮膚結核）に試験したときの一時的な反応と同じであったと報告している。

これら報告のなかで田尻との関係で注目すべきものは、土肥慶蔵教室における一〇余年間の経験を語った笹川正男のそれである。前にみた田尻の一九〇一年三月の日記では、田尻は岡田和一郎および土肥慶蔵と連れ立ってリデルの回春病院や本妙寺の施療所を見て回っており、また岡田・土肥両氏が回春病院顧問・評議員を一九二五年まで務めているので、田尻は土肥から種々教えを受ける機会があったと推測される。[4] 田尻が教えを受けていたとするならば、土肥門下の笹川のいう「古賀液自体が有する特異的な効果は認められない」とする古賀結核治療剤を、全面的に受け入れることにはならなかったと思われる。

（1）『細菌学雑誌』二五一号、一九一六年八月。
（2）北里研究所編『北里研究所二十五年史』九二―九三、一三六―一三七頁、北里研究所、一九三九年。
（3）犀川一夫『ハンセン病政策の変遷』六三―六五頁、沖縄県ハンセン病予防協会、一九九九年。国立療養所菊池恵楓園入所者自治会（監修原田寿真）『史料で読み直す菊池恵楓園、ハンセン病問題の歴史』七二頁、二〇二一年。明石海人の歌集『白描』（一九三九年）には「黄なる油をししむらに射つ」とある。
（4）『田尻寅雄日記』は一九〇三、四年、一六、一七年が欠落、また現存年の日記にも欠落部分があるので、土肥との具体的な交流は確かめられない。

六　効果の不確かな癩治療薬の続出が導いた癩患者隔離策

古賀液の臨床研究を弟子に命じていた土肥慶蔵であるが、彼は『中外医事新報』（五一一号、一九〇一年）「癩病の療法」において「余は三年以来、神経癩の患者に百倍昇汞水の注射法を行うて、その症状の軽快するもの少なからぬことを実験しつつあり……結節癩に対して（も）大風子油の実質注射」を行なっているとし、「この方法（大風子油注射）に由《よ》るときは、結節の（は）早晩消滅する。特効薬ではないとするも有効な療法であることを明言する」と述べ、また『鶚軒《がくけん》遺稿』所収の『若越医談』「癩の隔離及び治療法」（一九一二年）では、次のように論じていた。[1] すなわち、「癩の治療法と云うものは古も今も大同小異で一向に進歩して居らぬ」。多年我が教室で大風子油・ナスチン・ツベルクリン・昇汞水・クレオソート・ホアンナン・テトロドキシン・ヨード剤・烏蛇（烏梢蛇）・白蛇・その他について試験した結果からみると、「近頃評判のチアノクプロールの如きも以上の薬品に比してより多くの望みを嘱し得るや否やは問題である」。ただ大風子油の実質注射だけは効力が顕著であったが、その効力を恒常的に得ることはできず欠点となっているという。

つづいて隔離法の起源とその効果に関して、ハンセン（G. H. A. Hansen）が第二回癩病会議に提出した一八五六〜一九〇〇年の間における隔離法下の癩患者が著しく減少した表を提示したうえで、癩の隔離は結核に比べればはるかに容易であり、患者の権利は幾分か制約されるが、中世欧州で行われた非道なことをするわけではなく、「文明的に或程度迄は人道的に之を行」う。「若し吾人が正確に此隔離法を励行するならば、此国土より癩病を駆除することは近き将来に於いて成功し得るものと信じる」といい、前出の諸薬一つひとつの検証結果を示し、現段階では治療薬に限界があるから隔離を積極的に推進するほかないと主張していた。

そのハンセンについてであるが、土肥慶蔵は少しさかのぼって『中外医事新報』「班全（ハンセン）癩病の原因説」において、ハンセンの癩病についての考え方を次のように紹介している。[2] すなわち、癩菌の存在は確固たる事実で結節や斑紋のなかにも検出できる。しかし、癩病がこの黴菌に因るや否やを確かめるには培養し、その純種を得ることが不可欠である。しかし、我ら（ハンセン）は力不足でそれができない。また他の学者らによる培養報告は信用できるものでもない。癩菌が如何に人体内に侵入するのかという点に関して食餌《しょくじ》為媒《いばい》説（腐敗した魚類を食するか、もともと癩菌が魚類の体内にあるというもので、食餌が媒介）、遺伝説（遺伝と伝染を混同している面もある）、伝染説の三つがあるとし、伝染説を有力なものとみていたようであったが、土肥の紹介は未完のままに終わっている。廣川和花によれば、当時のヨーロッパの医学界でも食餌為媒説・遺伝説は根強く、伝染説は確固たるものではなかったという(3)。

効果があるとされた大風子油は戦国期に伝来し癩薬として使われてきたものであったが、高野六郎は『細菌学雑誌』（二三九号、一九一五年）掲載の論文冒頭において、現代の医学において一点の光明も見出せないのが癩の治療であり、「正に今広く行はるる大風子油注射療法の如きも、安んじて之に拠らしむる程の卓効を見ず」と述べ、またのちに著した『衛生読本』（一九三七年）では「癩は伝染病であつて遺伝病ではない……兎《と》も角《かく》癩患者を家庭から、そして社会から隔離した結果、欧州では癩の蔓延から免れたのである。癩は不快な病相を呈する故に概して家庭を離れて漂泊する。あの生活が一面、癩の家庭内感染を減し、他面、社会へ希薄な感染の危険を与へた。一利一害である……癩根絶方策としては患者の隔離を行へばそれでよい。十分な療養所を建てて全ての癩患者を収容して、其の一生を療養させておけばよく……癩家庭を冷遇迫害するやうなことがあつてはならぬ。癩は単に一個の伝染病に過ぎない。腸チフスや結核や他の皮膚病などに罹つて居るのと何の差別のないものである」と論じていた。(4)

参考までに、一生をかけて癩病の研究治療にあたっていた開業医の増田皮膚科病院長の増田勇が著した『癩病と社会問題』(5)（一九〇八年）について触れてみたい。彼は伝統的に癩病治療に用いられてきた多数の漢方薬、そして「今日の所謂新療法として称せられ居」る多くの薬品（水銀剤、ヨードカリ、サルチル酸、石炭酸、安息香酸）、河豚毒、蝮《まむし》毒、さらには内外の特効薬、たとえばクレオソート（熊本の弘田先生が有効という）、クロヂン油（小林吉人のことかと思われるが、同氏も使用）、昇汞（三井慈善病院長田代義徳博士、木下学士も称揚）の効果を調べた結果について語り、「之れ等の薬品は治癩上の価値はあります。然しながら特効薬としての真価はありませぬ。其他レゾルチン、チモール、イヒチオール、メチレンブルー、没食子《もっしょくし》酸等を使用せるに、多少効力を有して居りますが、それで全治せしむると云ふことは出来ませぬ」といい、「一の疾患に薬品の沢山あると云ふ事は、其の疾患に対する特効薬の無き証拠」であると断じ、自分がある種の植物から抽出したアルカロイドが良好な治療結果をもたらしているが、現段階では公開できないという。

さらにつづけて、患者隔離というものは「健康者保全及癩病撲滅策」であって、「癩病患者其の者の立場より観察を下せば……不幸なる患者は之れに依りて自由を束縛せられ、且つ天与の幸福を害され、遂に前途に一道の光明だも認むる無く、只終生怨みを呑んで死を待つより外、術《すべ》無きの境遇に陥入るものたるなり」と述べ、それに代わる「人道的予防政策」、すなわち「完全なる国定隔離病院或は国定隔離癩村を設置し、而して斯道《しどう》専門の士に治癩問題の解決を命じ、以て一面には癩菌の健康者に伝染するを防ぎ、一面には患者其のものを病苦の内より救済するの政策」を望むという。

増田の真意は社会防衛のための隔離よりも治療研究を早く進めよというところにあって、不治のままであれば隔離施設を設置し患者収容を推進したところで大変な困難をきたすことになるとし、「若し一朝癩病は永くも五年以内にして全治するものとせば、患者は喜んで収集（収容）に応じ一人の忌避するものなかるべきなり……予の実験業績に徴するも薬品治療に依り全治せるもの五十余名あり……また自然の良能に依りて全治（するものもいる）、況んや（自然良能に）医治を加へなば尤も確実に全治すべきものたるや疑ふべからざる」ものであると論じていた。

これまでみてきたように、一九四三年に癩治療薬プロミン（Promin）が開発されるまでは、さまざまな新療法が登場し医界やマスコミに話題を提供してきた。たとえば、河豚が新癩病薬として報知新聞で報道されたことに小橋衛生局長が嫌悪感を持ったとか（『医海時報』一九一一年九月、八九九号）、河豚の効果のほどは不分明（同誌一九一一年九月、九〇一号）などとする記事などが散見される。

明治から昭和前期までの間に用いられた癩の新療法を概説した光田健輔の『回春病室』をみると、まず「明治の末期になつて日本のライ院は宗教家の手から医者の手に受け継がれたので……大分病院らしくなつた」と述べたうえで、「治療で最も効果があつたのは、やはり大風子油」で、これを私（光田）は〇・三―〇・四グラくらいずつ内服させていた。サルバルサンが発見されて化学療法が宣伝されていた頃に「ホーレル水、亜砒《あひ》酸、銅、チアンカリ、金剤など」を使用してみたが、いずれも効果はなく、自分が開発した炭酸カリシウムに塩酸を加えた薬は大正から昭和にかけ全国のライ療養所で使用され、また長谷川博士が開発したセファランチン(6)は斑紋ライに多少の効果がみられた。

そして、プロミンに関してはズルフォン剤（抗菌剤）の一種であって、一九四一年ごろからアメリカで創製され（ファジェット（G. H. Faget）が発見し四三年に発表）、ハワイのカービルにあるライ療養所で使用され非常に効果があるというので、昭和二十二年（一九四七）の所長会議で光田は米誌スター誌上に発表したライ特効薬プロミンの試用を提案。リーダーズ・ダイジェスト誌上にその効果が紹介されたことで患者が騒ぎ立て、「プロミン獲得運動」が起こった。日本では東大薬学科の石館守三《もりぞう》教授がプロミンを研究し、日本で初めて合成される。戦後間もなく東大、全生園、愛生園でプロミンの使用がはじまり、「全国の療養所に拡がり患者渇仰の的」になった。「このプロミン剤はズルフォン剤であるために化膿菌その他の混合感染を防遏《ぼうあつ》するので、繃帯《ほうたい》交換も昔とはずつと少なくなり」、大変喜ばれていると記していた。(7)

本節の主題である古賀結核治療剤「チアノクプロール」に話を戻すが、同剤は一時期、世間の人々の関心を引き、有島武郎も小説のなかで取り上げていた。一九一六年四月有島の妻安子が平塚（神奈川県）にある結核療養施設の杏雲堂医院分院（第二代杏雲堂医院長佐々木政吉が一八九六年に開院）に入院、幼い三人の子を残して亡くなったという実際の出来事を下敷きにして書かれた『小さき者へ』（一九一八年一一月発表）には、ある男性が死んだ細君の結核に感染したことにより「なけなしの金を出して貰つた古賀液の注射は、田舎の医師の不注意から静脈を外れて、激烈な熱を引起」し、無資

産の老母と幼児とを残して死ぬことになったとする話が挿入されている。(8)

このように小説にも取り上げられた「チアノクプロール」が、どこまで世間に浸透したものかはっきりしないが、東京市療養所小林吉人は「結核の治療剤」(『結核』五-三、一九二七年)において、「古賀博士はチアノクプロールを推賞せるも、又多くの人は其効果を認めず……其成分はチアンカリと銅との複塩(二種以上の塩が結合している化合物)にして、クッペルカリウム、チアニール、チアニットなりという」と記していた。

(1) 戊戌会編『鶚軒遺稿』下巻一二三四―一二六〇頁、戊戌会、一九三二年、国立国会図書館デジタルコレクションによる。『日本ハンセン病会誌』(七六、二〇〇七年)所収、森修一・石井則久「ハンセン病と医学Ⅱ」。
(2) 『中外医事新報』「班全(ハンセン)癩病の原因説」三一三号、一八九三年四月。
(3) 廣川和花『近代日本のハンセン病問題と地域社会』二三六―二三七頁、大阪大学出版会、二〇一一年。
(4) 高野六郎『衛生読本』一四八―一五〇頁、日本評論社、一九三七年、国立国会図書館デジタルコレクションによる。
(5) 藤野豊編『近現代日本ハンセン病問題資料集成』戦前編第一巻(不二出版、二〇〇二年)所収、増田勇『癩病と社会問題』丸山舎、一九〇八年。
(6) 一九四二年七歳で多磨全生園に入園し、二六年に及ぶ療養所生活を過ごした冬敏之の『ハンセン病療養所』(八一頁、壺中庵書房、二〇〇一年)には、新薬セファランチンは副作用がひどく、多くの患者が病状を悪化させたと記されている。

（7） 光田健輔『回春病室』二三一—二三三頁、朝日新聞社、一九五〇年。プロミン合成に関しては『薬史学雑誌』（五三‐一、二〇一八年）所収の森本和滋・宮田直樹「文献と証言から石館守三博士のプロミン合成法を探る」が詳しい。またプロミン獲得運動に関しては国立療養所菊池恵楓園患者自治会編『自治会五〇年史』（八二頁、一九七六年）に運動の経過が示されている。

（8） 『現代日本文学大系』第三五巻『有島武郎集』所収、筑摩書房、一九七〇年。平塚市図書館「きいぷ」五四号、二〇〇三年六月参照。

第一章のまとめ

ここでは北里および員外助手の田尻寅雄らによる癩病研究の取り組みと、日本医師会長北里の国家衛生論にもとづく諸活動についてみた。まず北里は「東洋の固有病として研究するは吾々東洋学者の義務」でもあるといい、使命感をもって癩病菌の解明にあたっている。癩病菌は結核菌に相似しているが、人工的に発育させる方法は不明。しかし、染色法だけはわかっているなどと帰国後の講演などで語っているが、これらはコッホの結核研究に参画したときの経験にもとづくものであろう。そして科学の合理性・客観性・論理性をもって癩病は世間でいわれている遺伝病でも「天刑病」でもないと訴え、癩病人に貼られたスティグマ（汚れた者という烙印）、偏見、先入観の除去にも努めていた。

本格的な癩病菌研究は伝研の創設後にはじめているが、一八九三年度の伝研報告書には一種の薬液を製出し、それを患者に応用し満足なる成績を得たとある。製出の薬液とその後の展開については第三章第一節で触れるが、薬液の効果が否定されたことで、北里は細菌の研究から衛生の実践に活動の軸足を移すことになった。北里の死後、弟子の一人高野六郎は「我々が北里先生の間近に居た頃は細菌学最も華なりし時代であるが、先生は細菌学者たることよりも衛生学者であることを本志として居られた」ように感じたと回顧している。

北里のもとから優秀な人材が次々に輩出していることからみて、北里は優れた教育者でもあった。その人材の一人、ドイツに留学した秦佐八郎はエールリッヒとサルバルサンの開発に成功している。同薬の特許権はドイツが有していたため、日本は輸入して使用。しかし、第一次大戦の勃発によって輸入に支障が生じ、またそれ以外の医薬品の価格も高騰し模造薬品の氾濫を招いていた。そのため国産化の必要に迫られるとともに、ドイツ医学に依存し歩んできた日本医学もアメリカ医学に、文部留学生もドイツからアメリカにシフトすることになった。

一九一六年大日本医師会が生まれると、会長に就いた北里は全国を行脚し、会員の医師に対し衆議院議員選挙に立候補するよう促している。北里は「国家の消長は国民活力の強弱如何に在」り、国民活力の伸長にとって肝要なのは「国家衛生」である。明治維新の歴史にみるように、医学を修めたものが文明を切り開き、国家の基礎は科学によって築かれ、国政は科学の運用に頼らざるを得ないのに、現今の医師は政事に関与しようとしないと責め、国家存立の大政事である衛生を閑却してはならないと訴えていた。

　高野六郎はまた回顧して、「北里の志は学術を研究して純粋の学者になり切るよりも、むしろ学術を実地に応用して国家の御用に立てるという点にあったらしい。彼は身辺の事情から医学を学んだけれども、本来の志望は政治家か軍人であったらしい。したがって医学によって身を立てることになっても、その医学を個人の診療のみに向けることには不満であって、医学をもって国民の健康を図るという衛生方面へ赴いたのである。また医学を以て政治に参与するには衛生行政がよいと考えたのであろう」という。

　北里の人生行程を振り返ると、友人である後藤新平のそれによく似たところがある。後藤の人生は日本において最も読まれた医書『備急千金要方』巻一に記載されている「上医は国を医《い》やし、中医は人を医やし、下医は病を医やす」の言に従うかのように、下医（臨床医）から中医（衛生官僚）、上医（政治家）へと駆け上っていき、北里もまた医師・研究者から内務省衛生官僚を経て貴族院議員・医師会長という道を歩み、国家衛生の実現に邁進した人生であった。

第二章　慰廃園と回春病院を支援した北里柴三郎

一　浮浪癩病人を収容する慰廃園の創設

神奈川県高座郡警察署管内の駐在所巡査を一八八五年に拝命した石川憲定は一九一一年に退職するまでの間、詳細な日記『自渉録』(1)を書き残している。当時の巡査は治安・犯罪取締といった司法警察のほか衛生警察をも担っていたため、伝染病が流行すれば「戸口調査及検疫」に従事するほか、予防消毒のため石炭酸を抱えて駆けずり回ることになった。流行時以外でも結核予防の「唾壺《だこ》検査」(一九〇四年二月内務省令第一号「肺結核予防に関する件」にもとづく行為)、ペスト予防の「鼠駆《ねずみか》り」、「患家調書」の作成など衛生に関わる業務から離れられない。一八九九年八月には「天刑病(癩病)乞食赤痢の便」を消毒し、一九一〇年五月「癩病死亡者」の件で役場に掛け合い、「非人(癩病人)あり、倒れ居り迷惑する」との通報を受けて「非人立ち退き」を命じるために出かけるなど、一九〇七年施行の法律第一一号「癩予防に関する件」（浮浪癩病人の療養所送致、癩病患者宅の消毒ほかを規定）のもとで癩病人対応に追われていた様子が知られる。(2)

多磨全生《ぜんしょう》園長を務めていた光田健輔《けんすけ》の「東京に浮浪する癩患者」（一九二〇年）によれば、癩患者は温泉地や神社仏閣に集まって治癒を願い、また都会に出て乞食生活を送っているが、特に都会での乞食は「群衆の愛憐の心を呼び起し、他の乞食に勝《まさ》りて喜捨」が得られたので集まりやすく、巡査が慰廃園に送り込んでも逃走し、「冬季は里帰りと称し慰廃園に復帰」するといった者もいたという。そんな者たちをみて「絶海の孤島に設立した療養所に移すべし。有資の癩浮浪者に対しては現今の療養所を公開し収容の途《みち》を開くべし」と述べていたが、(3)その慰廃園とは一八九四年一〇月救癩事業に従事していた好善社が東京府下荏原《えばら》郡目黒村下目黒小字油面（東京都目黒区）に約一六〇〇坪の土地を購入し、仮救護所として開設したもので、当時は下野毛《しものげ》道に沿い、付近一帯は畑と林野で、数戸の農家が点在するだけのところにあった。(4)

好善社の調査にあたった郷土史家の関正二は次のようにいう。(5)すなわち、米国長老派（プロテスタント）の女性ミッション宣教師ヤングマン（K. M. Youngman）が設立した女学校の生徒たちに、キリストの愛を実践するために開いた集会が元になって、一八七七年好善社が創設された。ところが、パリ外国宣教会カトリック神父テストウィード（G. L. Testvuide）によって開設された癩病人収容所（静岡県御殿場の神山《こうやま》復生病院）にいたプロテスタント信者の女性が、信仰上の理由からそこを抜け出し好善社に助けを求めたことから、好善社では仮救護所の設置を企図したものの、米国長老教会がそれを認めなかった。そのため設置が滞っていたところを、英国にあった東洋印度癩救済協会より寄付の申し出があり、仮救護所（癩療養所慰廃園）が設立されたのであると。[6]

その後、好善社では北里柴三郎から慰廃園を病院組織にするならば医事方面の援助をするとの熱心な勧告を受けたので、一八九九年六月慰廃園を私立病院にするための認可を受け、それにともない伝研にいた非信徒の癩患者も受け入れることになった。[7] 北里にしてみれば、伝研の癩病患者を慰廃園に移すことで診療の合理化が計れると思ったのであろう。

北里が慰廃園に対しこの申し出をしたもう一つの理由は、一八九九年七月より外国人の内地雑居が認められたことにある。北里は同年『伝染病研究所第十六回研究証書授与式』（『細菌学雑誌』三八号、一八九九年）において「条約改正になりまして内地雑居にでもなつた暁《あかつき》、ヨーロッパ人は癩病と云ふと身ぶるひをして怖がつて居る病気」であるから、日本に来てあちこちで癩病人を目撃すればどうなるであろうかと案じており、文明国としての体面を保ち且《か》つ感染予防のうえからも癩病人を慰廃園に収容治療するのがよいと考え、慰廃園の病院化を勧告するに至ったものと推測される。伝研・慰廃園・国の三者にとって都合がよいとみた功利的な発想である。

関正二はつづけて次のようにいう。慰廃園は一九〇四年東京市養育院に収容されていた浮浪漂泊していた癩病人一〇名の依託収容を開始し、さらに〇九年には東京府より全生病院開設準備中の間、慰廃園の一部病舎を仮収容所とする件についても受諾したが、それに関わる事務取扱が警視庁に移管されたことで、同庁管轄下の癩病人の一時救護依託患者の取扱いも慰廃園が行うことになったの

である と。

一九三四年九月現在における慰廃園の所有地は二八九二坪、建物（事務員室・応接室・治療室・患者宿舎・印刷所・礼拝所・看護婦宿舎・監督員室・炊事室・物置・薪炭室・その他）二七棟が五五五坪、園の周囲に二、三〇ﾄﾙﾒｰのトタン塀。役職員は好善社社長・書記・財務二名、園長・主事・園務員三名・炊事夫三名、医局に医長・医員二名・医員助手・看護婦・看護助手若干名。創立以来同年までに扱った患者数は男三〇六名・女一〇〇名、延人員五八万二七九一名。警視庁委託患者数（一九一〇年から三四年まで）は男二五八四名、女三八五名、延人員二五万七七九〇名。四三年の閉園時には開園以来の収容患者数が四一五九名、延人員一〇五万七二〇八名。

そして、財務に関しては宮内省（一九二三年から毎年の下賜金一封）、内務省（〇九年から二一年まで例年の奨励金）、国庫（二〇年から例年交付金）、東京府（一六年から例年助成金）、東京市（二三年から例年助成金）、恩賜財団慶福会（二六年から建築費その他補助金）、癩予防協会（三一年から患者慰安品寄贈）、英国癩救済協会（一八九四年から一九二三年まで毎年定額寄付金）、米国癩救済協会（二四年から例年定額寄付金）、警視庁（依託患者数だけ救護費割当支給）、その他に三井報恩会・北里研究所の協力助成を受けていた。

さらに患者の生活に関しては、重傷でない限り本人の希望で学事の世話、養鶏・園芸、看護の手伝い、衣類寝具の裁縫補修、洗濯浴場の世話、木工・土工、理髪、園内外の掃除等の作業をしてもらい、患者はおおむね午前六時ごろに起床、午後一〇時ごろに就寝。信仰は自由であったが、園では一般修養として朝暮の祈り、日曜礼拝、聖書の講解等を指導。また各種の慰安会を実施。人事の面では医局員の異動が多かったが、その他の職員における異動はほとんどなく、永年勤務者として和田秀豊（園長）、大塚正心（主事）、藤原鉤次郎（主事・理事長）、大塚かね（主事補）、川口裕（医員）、後藤勝海（事務員）、塩谷つね（事務員）がいたと述べている。

光田健輔の「慰廃園五十年」[8]によれば、一九四三年八月閉園にあたって患者全員（五五名）は多磨全生園に移り、慰廃園は「地方に於ける救癩施設（国立療養所）の職員の子弟にして東京の各学校に通学する健康学生生徒の為」の寄宿舎となし、患者の住居家屋は全生園に移築して患者家屋とすることに決定したという。そして自分が一八九八年に東京市養育院医局に勤務してからの慰廃園の歴史を振り返るなかで、「明治三十二年（一八九九）頃、芝公園に伝染病研究所が出来て癩は北里博士の名声を慕うて集まるので、流石《さすが》の先生も閉口せられ、此れを慰廃園に収容する代りに医員を一週一、二回派遣する約束を結ばれたので、医療方面は大いなる援助を得られた」と述べていた。

さらに光田はつづけて、一九〇四年養育院（一八七二年に設置された困窮徘徊民を収容保護する施設で、渋沢栄一が一八七六年事務長に、また七九年に院長に就任）に癩浮浪者が四〇人も殺到したため、狭い癩病室（光田の働きかけで健康な浮浪者との雑居を改め、新たに設置された癩浮浪者のための回春病室をいう）[9]に入りきれないところから、安達憲忠幹事（一八九三〜一九一九年養育院幹事を務める）が慰廃園と交渉し[10]、彼らを東京市役所（一八八九年養育院は東京市営に変更）から直接慰廃園に依託することにしたが、来園した彼らをみると「皆浮浪者であつて気持も荒ぽく自ら政患と号して勝手に振舞うのである。勿論慰廃園本来の患者も常に五、六十人あつて此等は郷里から数年間は若干の仕送りがあるが、二、三年もすると仕送りが絶えて慰廃園給費患者」となっていた(11)。

このような浮浪者は全国の療養所におり、彼らは「賭博《とばく》、男女関係、家庭事情、園内相克等の事情により所内に安定を得ないとき逃走する。然るに外貌の醜きものは宿を得る事は難い。人の軒下に眠るか又は神社仏閣橋下に宿を求めるけれども、此れも続くものでない。其時彼等の温かき宿は東京付近では目黒慰廃園であつた……東京市の各警察署駐在所は「癩です御助下さい」と申出れば目黒署へ往けと教える。昔の様に寒中に二％石炭酸（消毒用に希釈された石炭酸水）を頭からぶつかけられる恐れはない。併し慰廃園の存在を心得た患者は熱があり傷が痛んでも泣き泣き慰廃園の裏門を叩《たた》く」のであったと光田は証言している(12)。

『好善社記録』『大塚正心日記』にもとづいて編纂された『ある群像――好善社一〇〇年の歩み(13)』によって、慰廃園が病院組織に転換した経緯を追うと、一八九九年五月八日慰廃園臨時総会が持たれ、「北里博士の治療を受け居る癩病人凡そ二十名を慰廃園に入園せしむる事を同博士より依頼あり。且つ在園の患者にして治療を希望するものには喜んで医薬を与へん事を同博士より申出でられたるに付、其希望を容れて之を実行する事、而して慰廃園を病院組織にする事」が可決する。六月六日北里氏と村田昇清（伝研助手・癩病研究(14)）が来園。同一四日病院組織の設立願いを東京府庁（千家《せんげ》尊福《たかとみ》知事）に提出。その際の添付資料は「私立病院慰廃園規則」と医師北島剛三、阿久津隆造、調剤師星野亀次郎等の履歴書であった。

六月二七日「明治三十二年六月四日付私立病院慰廃園設立願之件聞届く」との受諾書を受領。同

三〇日薬局できる。七月三日治療開始。同月一〇日「外来患者を受付。ただし一週三回、月水金の三回を注射日と定めていた」が、これら病院への転換に関する決定が「医療よりも伝道」を優先するヤングマンの帰米中になされたことから彼女は立腹、一年後になってやっと本来の役目に戻ったという。一九〇四年一一月公益法人化に向けて社団設立願を提出し、翌年三月認可となった。

また東京市養育院から癩病患者を依託された経緯に関して「明治三十七年（一九〇四）ごろ、養育院では医師光田健輔を慕い集まる癩患者の数が毎月増加の道を辿《たど》り」、収容場所が狭く困難が生じたので、市長宛に窮状を訴え上申書を提出。それに対してなんの指令もないので、六月慰廃園に患者依託の願いを出す。慰廃園では協議のうえ回答書（院長北島剛三、監督大塚正心）を同月一六日養育院長渋沢栄一宛に送付。七月一日より一〇名の患者を受け入れることになったとある。[15]

（1）『茅ヶ崎市史史料集』第一集、茅ヶ崎市、一九九七年。
（2）新村拓『健康の社会史』一八七―二〇一頁、法政大学出版局、二〇〇六年。
（3）財団法人藤楓協会編『光田健輔と日本のらい予防事業』「東京に浮浪する癩患者」（一九二〇年）、同協会、一九五八年。
（4）東京都立大学学術研究会編『目黒区史』六四五頁、目黒区、一九六一年。『目黒区史』資料編（一九六二年）一〇九八頁には「一九三〇年現在の経営主体は和田秀豊、事業種別は癩患者療養と登録」とある。
（5）『郷土目黒』第四号「癩療養所慰廃園史」、目黒区郷土研究会、一九六〇年。
（6）平井雄一郎「私立癩療養所『慰廃園』考」『歴史評論』六五六号（二〇〇四年一二月）によれば、慰廃園設立にあたった大塚正心の義兄山田謙三がヤングマンに忠実に仕えていたこと、園には優れた医師北島剛三・加治木勇吉がいるにもかかわらず、「慰廃園規則」には信徒たちの肉体だけでなく、その精神をも信仰共同体のなかで癒し、それによって身体的な苦痛をも減じていこうとする、いわば医療相対化の思想があったこと、一九〇八年設立の中央慈善事業協会による調査に際しても、園側は病院ではなく保護所と回答しており、医療相対化の思想が維持されていたという。

(7) 平井雄一郎「養育院から慰廃園へ」『渋沢研究』一三号(二〇〇〇年一〇月)によれば、非信徒の癩患者を受け入れたことにより信徒の共同体である慰廃園も、やがて科学的知識と官僚制を背景とする近代公衆衛生の網の目に緩やかに取り込まれていったという。

(8) 注3同書「慰廃園五十年」(『愛生』一九四二年)。

(9) 平井雄一郎「光田健輔と「回春病室」という記憶」「東京市養育院「回春病室」設置時期の再検討」『日本医史学雑誌』五五-四、二〇〇九年。

(10) 注3同書「安達憲忠先生を憶う」(『愛生』一九三一年)。

(11) 『国立ハンセン病資料館研究紀要』(一号、二〇一〇年)掲載の平井雄一郎「慰廃園と「政患」」は元入園者からの聞き取りにより政患の実態を浮き彫りにしている。

(12) 注8同。

(13) 好善社『ある群像——好善社一〇〇年の歩み』七六—八一頁、日本基督教団出版局、一九七八年。

(14) 村田昇清の『細菌学雑誌』(四二号、一八九九年四月)「第一回伝染病研究所同窓会記事」記載の演説「癩病に就て」は伝研において三、四年の間に遭遇したレプラ患者二六九名(男二二五名・女四四名)の臨床上ならびに細菌学上の事柄を述べるもので、罹患年齢は七~一〇歳までが全患者の四・七%、一〇~二〇歳が二七%、二〇~三〇歳が二二%、三〇~四〇歳が六・五%、五〇~六〇歳が一・七%、六〇~七〇歳が〇・三％で、患者は府県別にみて熊本県が多いが、そのほか日本のどこでも多くみられ、患者の発生に土地や風土は関係がないこと。伝染してから発病までの期間が長いため伝染の系統を探すことは難しいが、伝染経路は呼吸器と創傷の両様があると推測し、診断にあたって鼻腔の細菌学的検査が不可欠なことについて論じていた。

(15) 注13同書八〇―八一頁。なお、養育院に関しては渋沢研究会編『はじめての渋沢栄一』ミネルヴァ書房、二〇二〇年を参照。

二　病院化した慰廃園に派遣された医師たち

北里が熱心に慰廃園の病院化を説いた背景には、「芝公園に伝染病研究所ができてから北里博士の名声を慕って癩病患者が集まり」、近在住民や北里が閉口したことが大きな理由となっていたとあるが、北里は以前から癩専門病院を立ち上げたいとする考えを持っていた。北里柴三郎記念博物館所蔵資料によれば、一八九六年一月二八日北里は三田の福沢諭吉邸を訪れ「レプラ患者の病院設立の件」(地所・建物、患者一〇〇名以上の見込み)と血清製造所馬屋の地所買入の事について話していたが、二月一二日になって北里、福沢、それに両者間の連絡役となっている木原寅吉の三人が研究所にて話し合い、「レプラ病院敷地に付ては(駒場農学校の)農学士本多(静六)にても頼み、渋谷氷川社(東京都渋谷区東）近所に畑地を買入るべしとの事なり。夫にて散ず」とある。その後、福沢、木原、事務長の三人が広尾稲荷神社（東京都港区南麻布）脇の売地を見分に行き、和田地所周辺を一周して帰っている。事務長は養生園に戻り「渡辺かつぱや（屋）に行（く）。今朝（北里）先生より仰の通り買入（馬屋の地所）の話をなし、本園東隣地所、宅地と田と、合計七百二十六坪、買入の約束をなし、手金として金五十円也、受取書引換に渡す」。三月本多静六と会い「レプラ病院敷地買入」を依頼するが、静六の父が閑務であるとのことで、父のほうに世話してくれるよう依頼していた。

そして、九七年二月二六日「癩病院設立」のことに関し事務長が福沢のところに出向いて自分の考えを伝えていた。すなわち、「赤十字（病院）脇、堀越地所へ出診所（診療所か）を作り、別に病室を建て、下宿や（屋）の体（体裁）にして一切商人に引受けさせ、こちらは病人の外来を引受け、一人（に付き）何程とする方（が）得策なり。其故（は）彼の如き不潔物を病院として仕末するは、余り利益にならず、返《かえっ》て診察（だけを）する方、得策なる義（を）述ぶ。先生（福沢）も賛成し呉れたり」とある。

翌二七日、事務長は北里に向かって「レプラ病院に付、昨日、福沢先生に話したる通り話す。博士（北里）は其方法は不賛成なり、且（つ）どうせ遣《や》るなら本式の病院なれども、夫は中々心労亦已《のみ》ならず、レプラ病人の種悪しく、施療多き故、迚《とて》も好結果には行まじ。先づ暫《しば》らく見合せるは如何云々とて、爰《ここ》に立消とせり」とあって、金銭面から立案した事務長の案を福沢も了解したとの話を聞き、北里はやる気を削がれたようであった。

一八九九年六月私立病院慰廃園の設立が決まって、伝研から嘱託医として中條資俊と高野六郎の両名が派遣されることになる。中條資俊の伝記(1)によれば、彼は一八七二年山形の農家に生まれ、医者の家で調剤や医術の助手を務め、九七年九月二六歳のとき第一高等学校医学部（のちの千葉医専）に入学。一九〇〇年米沢の医師中條深造の養子となって結婚。〇一年千葉医専を卒業し千葉県立病院内科医師となる。〇二年医術開業免許状を下付され、〇三年四月伝研に入職して細菌血清学を研究。その傍ら私立病院慰廃園の嘱託医となって癩患者の治療に従事。〇九年四月北里の推挙で青森県にある第二区（東北六県および北海道）連合立北部保養院に赴任し、一〇年一〇月内務省より院長兼医長に任命される。四一年北部保養院は厚生省に移管されて国立療養所松丘保養園となる。その国立移管式に大臣代理として高野六郎厚生省予防局長が挨拶をしたことに彼は感激していた。戦時中の耐乏生活のなかで保養園の経営に苦労し、四七年三月死去。在職は三八年にも及び、多くの研究業績を残している。

その中條伝記が記す研究業績一覧のなかから初期の伝研時代のものと欧米出張以前のものを取り上げると、前者には北里から依頼されたナスチン（ダイケーらが癩結節から得た癩治療薬）の効力実験を慰廃園の患者に対して行なって、実験結果は無効であったと報告した『細菌学雑誌』（一六五号、一九〇九年七月）がある。ついでに言えば、北里が一九〇九年八月ノルウェーで開催された第二回万国国際癩調査会に出席した折、「ナスチン剤を以て有名なるダイケは癩の治療法に就て長広告（口舌）を振へしも、忽《たちま》ちにして討論の砲煙四方に上り」、癩病学者の間でナスチン剤は是認されていなかったと、北里は『細菌学雑誌』（一六五号、一九〇九年七月）において報告していた。

後者の業績では、癩者である両親の間に生まれた幼児の癩病に関して、胎盤を通して感染に至った先天的なものと、生後の接触感染によるものとの両様の母子感染があると報告した『細菌学雑誌』（一九三号、一九一一年ほか）。癩治療薬のテトロドトキシン（ふぐ毒）、古賀氏チアノクプロール薬、クロールカルシュウム・クロールナトリウム水溶液に対する治験に関しては長期の観察をしなければ確実なことはいえないと報告した『細菌学雑誌』（一九七号、一九一二年。同二四四号、一九一六年ほか）。また癩はツベルクリン皮内反応とワッセルマン反応（癩患者の二〇％以上に梅毒血清反応が陽性）から判定が可能であると報告した『細菌学雑誌』（二一三号、一九一三年、同二二七号、一九一四年ほか）がある。

一方、高野は一九〇九年一二月東京帝大医科大学を卒業し、翌年一月伝研に入職。間もなくして慰廃園の嘱託医となっているが、彼の『予防医学ノート』をみると、[2]「慰廃園へ行つたのも格別最初から学問上の興味があつて出かけたのではない。その頃でも癩の細菌学は行き詰つてしまつて初学者の手を出すべきテーマではないと警《いまし》められた位であつた。培養も出来ず動物実験も出来なくては全く手の出しやうもない。治療の方面にしても只大風子油とかツベルクリンとか、カルチューム（カルシュウム）があつた。注射してみるにすぎなかつた。慰廃園へ行くには研究所用の人力に乗つてゆける。白金から目黒停車場の先の坂を下りて目黒田圃を越えて、競輪場前の慰廃園まで意気揚々と俥《くるま》（人力車）で行く……目黒へ行くのは一週二度、或は怠けて一度であつた」が慰廃園では大いに歓迎してくれたとある。

『医海時報』（一一〇三号、一九一五年八月）「古賀氏結核治療剤を以てせる癩の治療実験（高野六郎）」は、「余は北里博士指導の下に目黒慰廃園に於て癩患者の治療に従事しつつあり。若干の人を選んで実験を試みた。古賀氏治療剤（チアノクプロール）の癩における効果を知るための資料を求めるため、北研では全国癩療養所に託して治療をしてもらつた。古賀氏の薬では忌むべき副作用なし。相当の効果あるようにみえる」と報じていた。

高野は一九一四年一一月北研が創設されたとき副部長に就任し、一七年の秋には細菌学研究のため米国に留学。戦争が終わったらドイツに行こうと思っていたから、慰廃園は彼の視界の外にあったようである。そして「外遊から帰つて先生などをやっている内に、震災のあつた年（一九二三年）の春から内務省衛生局へ入り予防課長になつた。今度は職務上癩予防事業に関係を持つことになつた」という(3)。後年、厚生省予防局長を高野が勇退するにあたって執筆した光田健輔の「前予防局長高野閣下に感謝す」には(4)、「伝研時代から北研時代迄長く慰廃園の医療に関係して居られた関係上、癩の学術研究上は勿論、癩の臨床上、社会上の事情に精通し患者の短歌の指導さへも着手して居られた」と紹介されていた。生きた証を残そうと患者は詩歌・俳句・小説など取り組み、それを高野が手助けしていたのである。

なお、一九一九年一二月内務省では保健衛生調査会第四部（癩）に於いて、全国公私立癩療養所長を集め癩予防の根本的方策に関して意見を聴取しているが(5)、その場で慰廃園の大塚正心は「治療の上には北里柴三郎博士に依頼しまして、治療のことは先ず顧問となつて戴《いただ》いてありますので、治療に於きまして患者等は敢て不満は懐きませぬ……精神上の宗教的治療の上に於きまして有名な北里博士の顧問の下に助手が居るといふ具合に非常に慰みを受けて居ります」と答えており、北研からは継続的に嘱託医が派遣されていた。北里柴三郎記念博物館所蔵資料には、一九一九年三月七日事務長が北研に行くと、「癩室患者の件で本日、加治木医員（養生園）が検事局へ呼び出された」とあり、慰廃園に関わることで呼び出されたもののようである。

『北里研究所二十五年誌』によれば、一九三二年以降、北研が財団法人癩予防協会より毎年研究費の補助を受け、志賀潔、渡辺義政、川村麟也、宗武藤、野中のぶ、三輪孝行等が癩菌培養の研究を進め、目黒慰廃園には宗と三輪が、病理解剖には川村と野中が受け持っていたとあり、[6]北研が慰廃園において行なっていた癩治療および研究は閉園する一九四三年まで維持されていたとみられる。

志賀潔は三一年六月北里が逝去するに及んで、一〇月に京城帝国大学総長を辞任し、東京に戻って北研顧問となって「赤痢病原菌の分類と名称の統一」（一九三三年）、「癩菌の研究第二・動物試験マウス脳内接種」（一九三五年）、「赤痢菌発見後の予防治療及び流行状況」（一九三七年）を発表していた。癩の研究は朝鮮総督府医院長・京城医専校長として一九二〇年に赴任した京城時代に開始したもののようで、二九年四月に日本医学会で発表した「癩菌の培養と集落形成の予報」では、健康な白鼠は癩に感染しないのにビタミンA欠乏食で飼育すると癩に感染するようになることから、この方法を人間に適応できるとすれば、ビタミンAの欠乏は癩感染の素質を作るのではないかと推論していた。[7]

なお、太田正雄は「最近我邦では志賀潔博士の報告あたりから、この（癩の）問題が再び盛に燃え立ち、少からぬ人々が熱心に努力して居ります」と述べており[8]、おそらくこれらの発表を指していたのであろう。

（1）中條資俊伝刊行会編『中條資俊伝』一四―二九頁、北の街社、一九八三年。太田正雄『木下杢太郎全集』第二二巻「癩研究の現況」、岩波書店、一九八三年。福西征子『語り継がれた偏見と差別』三二一―三二四頁、昭和堂、二〇一七年参照。
（2）高野六郎『予防医学ノート』三九九―四〇一頁、河出書房、一九四二年。
（3）右同書四〇四―四〇五頁。
（4）『愛生』一二―七、一九四二年七月。
（5）藤野豊編『近現代日本ハンセン病問題資料集成』戦前編第二巻所収「保健衛生調査会第四部（癩）議事速記録」、不二出版、二〇〇二年。
（6）北里研究所編『北里研究所二十五年誌』一三八―一三九頁、北里研究所、一九三九年。
（7）高橋功『志賀潔』七八―七九、八二―八三頁、法政大学出版局、一九五七年。高橋は志賀の甥に当たり、叔父が自叙伝を編むことを思い立って口述筆記させられた旧稿を元に、今回手元に抱えていた多くの資料を参照し書いたものであると、本書執筆の経緯を「自序」に記している。
（8）注1太田正雄同書。

三　リデルの救癩活動を後援する大隈重信と渋沢栄一

回春病院の設立は一八九一年、英国聖公会宣教協会（CMS Church Missionary Society）から熊本に遣わされた宣教師ハンナ・リデルが熊本郊外の本妙寺付近に群れ集まっている癩病人たちをみて、救済を決意したことにはじまっている。[1] リデルの秘書であった飛松甚吾によれば、彼女は日本語の勉強のため大阪に三ヶ月を費やし、一八九〇年二月下旬に海路で長崎を経て熊本に入り、熊本市長安寺町に居を卜《ぼく》し、第五高等学校長の嘉納《かのう》治五郎らの厚意と援助を受けて伝道に従事。しかしながら、外国人の内地雑居が認められていない時代であったため（内地雑居の解消は九四年七月の日英通商航海条約締結、九九年七月の発効まで待たされた）、所轄領事館を経て外務省から交付される旅行免状の携帯が求められており、その有効期間が三ヶ月であったところから頻繁に長崎に出向く必要があっただけでなく、外国人による土地購入も認められていなかったという。[2]

一八九四年リデルは寄付金を集めて立田山麓の黒髪（熊本市中央区黒髪）に土地四〇〇〇坪を日本人名義で購入。同年一二月、当時日赤病院医師であった岩井禎三が病院の設計を担当。翌年二月建設に着工し、同年一〇月竣工。建坪は一〇棟（診察室・薬局・事務室・礼拝堂が入る棟、男子棟二、女子棟一、医師棟一、伝染病室・重傷病室・看護師室一棟、炊事場一棟、職員用浴場・洗濯場・消毒場一棟、物置一棟、患者用浴場一棟）で一三八坪、一一月開院式を行う。[3]

リデルは海外での宣教を願っていた姪のエダ・ライト（A. H. Wright）を呼び寄せるのに英国聖公会宣教協会の反対もあって手間取ったが、一八九六年一一月にエダが来日。英国聖公会宣教協会は貴重な資源を一部の病人に費やすよりも、異教徒全体への宣教に専念すべきであるとして病院の設立に反対。またエダの宣教能力に対する懐疑もあってエダの本国への召喚、一時帰国中のリデルの帰還承認をめぐる問題もあり、両女史は一九〇〇年英国聖公会宣教協会を退会している(4)。

病院に隣接する四五〇〇坪の土地が細川家より九九年間の賃貸という条件で寄付されたことで、リデルは勇気づけられたが、退会後の病院経営ではさまざまな困難を抱えることになった。日露戦争の影響で英国および日本での寄付金が集まらず、上海銀行にあった預金も使い果たしていたため、彼女は上京して資金募集の件を実業家で医療福祉にも関わっていた渋沢栄一に加え、大隈重信に依頼する行動に出ている。リデルの手紙を受け取った大隈は一九〇五年一一月、日本橋坂本町の銀行倶楽部に渋沢栄一、窪田静太郎（衛生局長）、山根正次（衆議院議員）、安達憲忠（東京養育院幹事）、光田健輔（東京市養育院）、島田三郎（衆議院議員・ジャーナリスト）らを集め、彼女を囲んで癩病患者救済についての座談会を催している(5)。

「リツデル嬢の癩病患者救療事業後援集会」および窪田静太郎の「社会事業と青淵先生」から座談会の様子を窺うと(6)、病気のため欠席した大隈の意見も含めて渋沢が趣旨を陳述。すなわち、自分は今まで癩病は遺伝病とのみ思っていたが、伝染病であって国民に及ぼす害毒も計り知れないものであることを知った。「此の恐怖すべき癩病の救護事業を外国の慈善家の手に委《ゆだ》ねて、殆ど自ら顧慮せざるものの如くなるを見て、余は大に慚愧《ざんき》に堪へざるものあり」。リデルの篤志に感動し、諸君と癩病の恐怖を国民に知らせ、リデルの事業に賛助を与える方法について協議したいと。

それにつづいてリデルは回春病院の来歴と現状を語る。現在、病院は主治医の三宅俊輔(7)、顧問として石黒忠悳（元陸軍省医務局長）、土肥慶蔵・岡田和一郎（東京帝大医科大学教授）がおり、入院患者は四二人、本妙寺前の施療所における年間施療患者は五、六〇〇人などと概説する。

次に養育院の回春病室において癩病患者の医療や病理研究に従事していた光田健輔が、ロシア・ノルウェーなどでは患者を隔離し病院で治療することで患者が急速に減ったと説明。山根正次は浮浪癩病人が伝染源になりうることを警告し、また窪田静太郎は癩病予防法について調査検討しており時機をみて法案を出すつもりでいるといい、島田三郎は募金方法を提案していた。

この島田三郎の提案で「癩病予防調査委員会」が設置され、一九〇五年一二月九日大隈邸にて「癩病予防の方法及び熊本回春病院補助の件」を協議。四点を決議したのち、大隈は一一日付けで決議内容を書簡にしたためてリデルに送っている(8)。それによれば、決議した四点とは癩病予防法案を政府より提出すること、政府より命令を出して地方団体をして予防の手段を執行させること、癩病研究費を国庫より支出することを政府案として提出させること、民衆に癩病の性質を知らしめ、リデル嬢の経営に係る回春病院の補助を与える目的をもって一大集会を開くこと。さらに付け加えて大隈は「既にご承知の事と思うが、熊本県知事（江木千之）より熊本県山鹿《やまが》郡出身の清浦奎吾《けいご》内務大臣（第一次桂内閣）宛に、熊本県会では一五〇〇円を回春病院に支出することを決定した旨の電報があり、それを清浦氏より私宛に通知があった」とリデルに伝えていた。

これによってリデルへの募金と法律第一一号「癩予防に関する件」(一九〇七年三月)の成立に向けた動きが加速されることになった。一九〇六年一月大隈の配慮によってリデルは藍綬《らんじゅ》褒章を受章。(9)また同年五月には大隈、渋沢、清浦、窪田ら数十名が「癩病予防に関する協議会」を結成。同会では「癩病救済の事業を外人の手に委ねて我国人がこれを顧みず、ただ傍観しているのは帝国の体面にも拘《かかわ》ること」であるとし、「(日露)戦争後と云ひ、東北の飢饉其他内外の震災等にて、醵《きょ》金《きん》の運び自然後《おく》れたるも、目下引続き尽力中」であるが、「差当り回春病院の保護は焦眉の急なるを以て、兎に角右寄付金の一件を決了せん」として、「趣意書を頒布し、委員手分けの上、醵金すること」を決定していた。(10)

一九〇六年年六月、東京市養育院の田中太郎(養育院月報編集長、のち第二代養育院長)は協議会の決定を受け回春病院を訪問。三宅俊輔医長による説明では、病室は和風平家造りで九棟、一棟は四室からなり、男室八・女室四(一室八畳四人詰め)で、男病室は南向きで、そこから少し離れたところに女病室が東向きに建てられており、収容者は四八名(男三一、女一七)、重症者一名、他は自用の足りる病人とのこと。患者は温良静粛で清潔が保たれ、見学時に愛想よくお辞儀をなし目礼するなど礼儀正しく、病室も庭も掃除が行き届き臭気もなく、風光明媚《めいび》な地にあったと報告していた。(11)田中のみたところでは、収容者の多くは教養があって、罹病していなければ中産階級に属する人たちなのであろうが、病気のゆえに乞食の生活になっていたところを回春病院に収容され、三宅俊輔医長の人柄と指導によって自暴自棄に陥ることもなく、精神の安定が得られているという印象であった。九月になると回春病院の財団法人化が認められ、税制上の優遇措置を受けることになる。(12)

後年、渋沢は癩病救護の話をリデルが持ち込んだ頃のことを回顧して、私が幼い頃に住んでいた家の隣家に、癩病の母親と私より一歳下の癩を患う息子がいて、自分の母が世話していたこと。東京養育院に癩病患者が入ってきて、そのために一室を設けたこと。光田健輔が癩病は伝染するというので癩病収容所を東京に建てるよう東京市会に要望したこと。そのとき窪田は「東京に収容所を建てて全国の癩病患者を東京に集める気か」といって反対していたこと。その頃にリデルが来て、私らはせめて浮浪癩病患者だけでも収容しようと考えていたとある。(13)

渋沢の癩救済事業を支えてきた光田健輔の『愛生園日記』によれば、リデルは「日本が（日露戦争の）戦勝国となって以来、本国からの送金はぱったり絶えてしまった。軍艦を造る資力のある国が、自国の病人の救済を外国に仰ぐのはおかしいではないかという、もっともな理由からである。そこでリデル女史はしばしば東京へ来て窮状を訴え、援助を懇請していた。こんなわけでリデル女史は困ってくるとすぐに、渋沢氏にすがるということになった。ここで渋沢氏は考えこんでしまった。自分が援助している養育院の事業のことなど思い合わせてみるにつけても、この困難な救済事業を、ただ外国人の宗教的感情の発露に甘えているだけですましておいていいものかどうか、これは根本的に国家の力でライの救護をしなくてはならないのだと、考えおよんだのである」といい、それが一九〇七年の法律第一一号「ライ予防法に関する件」の公布につながることになったとある。(14)

（1）一八九五年設立の回春病院より少し離れた飽託《ほうたく》郡島崎村（熊本市西区島崎）に、パリ外国宣教会カトリック司祭コール（J. M. Corre）とマリアの宣教者フランシスコ修道会の修道女五名によって、本妙寺に集まったハンセン病患者に医療を提供する施療所（現在の医療法人慈恵病院の前身）が一八九六年花園村中尾丸に設けられ、九八年島崎琵琶崎に修道院を創設している。一九〇一年島崎琵琶崎にハンセン病院が新築され待労院と命名。同院のハンセン病患者は二〇一二年菊池恵風園に転園し、待労院（コール館）は閉院となった。社会福祉法人聖母会『待労院　一〇〇年の歩み』を参照。

（2）飛松甚吾『ミス　ハンナリデル』一三―一五頁、熊本回春病院事務所、一九三四年。

（3）猪飼隆明『ハンナ・リデルと回春病院』一一三―一二八頁、熊本出版文化会館、二〇〇五年。

（4）ジュリア・ボイド著、古川明希訳『ハンナ・リデル』七二―七三、七八―七九頁、日本経済新聞社、一九九五年。注2同書一五二―一六三、一七〇―一七四頁。

（5）注3同書一九二―一九三頁。

（6）『渋沢栄一伝記資料』第二四巻四七二―四七三頁、同資料刊行会、一九五九年。

（7）三宅はベルツに学び内務省医術開業免状を得て開業後、医療と伝道を志して転々としたのち、リデルに乞われて九七年来着。一九〇八年頃から秋山茂雄牧師（日本基督教会）、福田令寿医師らと無料の紫苑会診療所を熊本市内に開き、二六年七二歳で昇天。回春病院の在職期間はおよそ三〇年となった（志賀一親著・内田守編『ユーカリの実るを待ちて』二八八―二九一頁、リデル・ライト記念老人ホーム、一九七六年参照）。

（8）書簡はリデル・ライト両女史記念館が所蔵。

(9)『衛生時報』一二三号(一九二八年一二月)「リデル嬢に栄誉ある表彰――回春病院を設け献身的奉仕」にはリデルの経歴と救済活動に至った動機が記されている。
(10) 注6同書第二四巻五二三―五二六頁。
(11) 注6同書第二四巻「東京市養育院月報」五二八―五三一頁。
(12) 注7同書二八八―二九〇頁。注2同書一九九―二〇二頁。猪飼隆明『近代日本におけるハンセン病政策の成立と病者たち』五七―九八頁、校倉書房、二〇一六年参照。
(13) 注6同書第二四巻「雨夜譚会談話筆記」第一六回(一九二七年一二月)五一六―五一七頁。注3同書一九二―一九七頁。
(14) 光田健輔『愛生園日記』四五―四九頁、毎日新聞社、一九五八年。

四　法律第一一号と宣教師による救癩事業

法律第一一号「癩予防法に関する件」は一九〇九年四月に施行され、全国を五区に分けて公立療養所が設置されたが、収容人数は全部を合わせても一一〇〇人分しかなく、三万人を越える浮浪癩病人を収容するには少な過ぎた。そのため『医海時報』(六七三号、一九〇七年五月)は論説「癩病収容所に対する希望」において、施設予算も極めて軽少で大げさな設備も無理であるから、是非その他の力を待たざるを得ない。従来、主として外国人(リデルら)の手により「設置経営せられたる癩病者収容所」があるので、「政府は之れに相当の補助金を下付して、一層之れを拡張改善せしむる事に務む」べきであるとし、宣教師らの救癩事業への補助を訴えている。

『愛生』（一九三七年六月）に掲載されたリデルの募金依頼の件に関わる光田の回想記によれば[1]、渋沢はリデルが三度目の募金依頼に来たとき、渋沢は仏の顔も三度ということがあるといい、つづけて「先年来、政府に建議して癩予防法が発布せられ、熊本にも九州療養所が出来た次第である。若し今後に於て御困難の事があるならば、回春病院の患者を九州療養所に収容する様に私から政府に運動してあげましょうか」と言われたところ、「流石の女丈夫であるリデル嬢も、貴下は無情の事を云われる。私の病院の入院者は九州療養所の様に浮浪者ではありません。大学、専門学校を出た身元の確かな人達であります。私は此患者達を見捨てるには忍びませんと泣かれたので、子爵（渋沢）は困られた様」であった。「子爵がリデル嬢に云われた事は、子爵は常に社会事業は公共団体たる市とか府とかの経営すべきものであつて、個人が永久に亘《わた》つて世話すべきものではなかろうと云う信念から出発したもので、決して無情でも冷酷でもなかつたのであるけれども、リデル嬢の身になつて見れば、身命を賭して万里の波濤を往復して手塩にかけた大事業を、みすみす政府事業に引渡す事は屈辱と感じたのである」と記していた。

渋沢らは「癩病予防に関する協議会」において「癩病救済の事業を外人の手に委ねて我国人がこれを顧みず、ただ傍観しているのは帝国の体面にも拘ること」であると表明していたことを先にみたが、このように考える者は協議会メンバー以外にもいた。草津の湯之沢癩部落で患者の治療救済にあたっていた医師服部けさと看護婦三上千代の二人は、一九一六年草津に来て聖バルナバ・ミッションを展開していた英国教会福音宣教師協会の自給宣教師メアリー・H・コンウォール・リー(M. H. Cornwall Legh)のもとを離れ、「癩者の救済は欧米の宣教師や慈善家に頼るのでなく、日本人が救済にあたるべきである」と考えて独自に鈴蘭医院を開設している。(2)「癩病予防調査委員会」に参集していた光田健輔も一九二〇年代半ば、「米国のミッションによる癩救済事業は海外における日本の植民地支配を危うくさせるものである」として、彼らに対し敵意を抱き、国内における癩救済事業も国家が責任をもって行うべきであると主張していた。(3)

聖バルナバ・ミッションとは、ハンナ・リデルが派遣した司祭に起源をもつといわれているが、リーは聖バルナバ教会のほか湯之沢一帯にバルナバホームと呼ばれる癩者のための女子寮・男子寮・夫婦寮を開設するなど、自由療養村の形成に大きく寄与していた。しかし、一九三一年四月社会防衛を目的として癩病人の強制収容と国立療養所の設置を決めた「癩予防法」が公布され、翌年一二月草津の東方に栗生《くりゅう》楽泉園が開設されると、自治を確立して自由療養村に住んでいた人々の抵抗も虚しく、四一年五月彼らは栗生楽泉園内に設定された自由地区に移住させられ、裕福な患者に対しては同地に自費で家を建て生活することが容認されたという。(4)

法律第一一号「癩予防法に関する件」を改正した「癩予防法」が一九三一年八月に施行されると、民族浄化をめざす「無癩県運動」、いわゆる「患者狩り出し」と呼ばれた強制収容が展開されていくことになる。(5) 同法成立の前年一〇月内務大臣安達謙蔵は内務省に対し「病床一万計画」による癩の根絶策を立てるように指示。それを受けて衛生局のほうでは「癩を根絶し得ないやうでは未だ真の文明国の域に達したとは云へない」との認識のもと、「癩を根絶する方策は唯一つである。癩患者を悉く隔離して療養を加へればそれでよい」として、収容施設の増設を図る計画を立て、また「有資力患者は、今日では療養所を利用することが出来ず、社会の排斥裡に悲惨な生活を送っているばかりでなく、殆ど医療を受けることすら出来ない境遇」にあるから、この人たちには「療養所を中心とした一定の地域を解放」し住宅を建てさせることを考えていた(6)。それが栗生楽泉園の管理する自由地区の設定につながることになった。

安達謙蔵は「国力の発展の基礎は国民の健康にあり、国民の健康は衛生事業の整備拡張にある」として、結核と癩病の予防と撲滅に注力し、結核には病床の増設で対応。また癩病に対しては「全国に散在する同患者を全部一定地域に収容し、保護療養を加えることによって、完全なる隔離策を徹底」すれば「三十年ばかりを経過して、同病は全然消滅すること明瞭」であるから、療養所の新設拡張を急ぐことにしたが、この問題では皇太后の癩救恤《きゅうじゅつ》の意向が光明となって、予算の編成や資金の募集等にも好影響をもたらしたと述べている(7)。

安達謙蔵は「結核には病床の増設」で、「癩病には完全なる隔離」で対応すると語っているが、これは本書第三章で述べるが、国際的な癩病対策とは大きく異なるものであった。「らい予防法」違憲国家賠償請求事件判決文の第四章第五「新法制定前後のハンセン病の医学的知見」においてもその指摘がなされている。すなわち、判決文は第一回国際らい会議(一八九七年)以降の国際的知見を振り返るなかで、第一回国際らい会議から「らい菌の感染力が弱いこと」がいわれていたこと、またWHO編『近代癩法規の展望』（一九五四年）でも「癩病は結核よりも伝染性がずっと少ない」と記載されているにもかかわらず、ハンセン病が隔離の対象になっていたことに言及していた。(8)

（1）財団法人藤楓協会編『光田健輔と日本のらい予防事業』「救癩事業に点火したリデル嬢」、藤楓協会、一九五八年。
（2）青山静子『英国女性宣教師メアリー・H・コンウォール・リー』二二二―二二六頁、ドメス出版、二〇一二年。藤本浩一『鈴蘭村』博進堂、一九六八年。
（3）藤野豊『日本ファシズムと医療』三一―三二頁、岩波書店、一九九三年。
（4）北原誠「楽泉園自由地区の形成に至る歴史的背景の特異性」『日本ハンセン病学会雑誌』八〇巻三号、二〇一一年。『創立三〇周年誌』国立療養所栗生楽泉園、一九六二年。『近代庶民生活誌』第二〇巻所収「湯之沢部落60年史稿」、三一書房、一九九五年。
（5）荒井英子『ハンセン病とキリスト教』二〇頁、岩波書店、一九九六年。藤野豊『戦争とハンセン病』二一―二二頁、吉川弘文館、二〇一〇年。
（6）注3同書八八―九二頁。藤野豊編『近現代日本ハンセン病問題資料集成』戦前編第二巻所収「癩の根絶計画」（内務省）。
（7）『安達謙蔵自叙伝』二五〇―二五一頁、新樹社、一九六〇年。猪飼隆明『近代日本におけるハンセン病政策の成立と病者たち』三七〇―三七七頁、校倉書房、二〇一六年。
（8）一九九八年七月国立ハンセン病療養所の星塚敬愛園（鹿児島県鹿屋市）と菊池恵楓園（熊本県合志市）

の入所者が熊本地方裁判所に国家賠償請求訴訟を起こし、翌年三、九、一二月には東京、岡山、沖縄の入所者も同種の訴訟を提起。「らい予防法」改正の陳情などを経て二〇〇一年五月一一日に勝訴判決を得る。同月二三日国は控訴を断念し、控訴期限の同月二五日判決の確定をみた。その判決によれば、一九五三年八月公布の「らい予防法」は勧奨による入所を定めているが、それは入所命令・強制を前提とするものであったこと。抗ハンセン病薬が医療保険適用のリストに入っていなかったこと。入院治療を必要とする患者は療養所に入所せざるを得ない状況に置かれていたこと。

そして、「らい予防法」公布当時、すでに治療薬プロミン（Promin）やＤＤＳ（スルフォン剤で経口投与可能）が著効を示し、ハンセン病が治癒し得る病となっていたこと。一九五〇年代に開催された国際らい会議・ＷＨＯらい専門委員会では隔離が十分な効果をもたらさないと報告していたこと。患者数も有病率も低下していたにもかかわらず隔離政策を継続したこと。一九五五年以降の高度経済成長により環境や栄養改善が進んで新患者の発見も減少し、もはや深刻なものではなくなっていたことなどから考えて、「らい予防法」の隔離規定は遅くとも一九六〇年にはその合理性を支える根拠は失われていたとし、厚生大臣は隔離政策の抜本的な変換やそのために必要な措置を取らず、放置したことの法的責任を負い、国家賠償法上の違法性があるとした。また「らい予防法」の隔離規定は憲法第二二条が保障する居住・移転の自由（同第一三条に根拠を有する人格権）に抵触し、違憲性は明白とし、原告らが主張する被害のなかから一定の共通性が見出せる範囲のものを包括し、慰謝料の対象となるとの考えを示していた。判決は入所者の「多年にわたる自由獲得の努力の成果」（憲法第九七条）であった。

原告らが主張する被害の実態を捉えた記録（高波淳『生き抜いた！　ハンセン病元患者の肖像と軌跡』草風館、二〇〇三年）によれば、入園（入所）の際には消毒液の入った風呂に入り、改名して園名が与えられ（裁判の際に初めて本名で呼ばれた）、所轄警察署より解剖許可書を得るために「遺体解剖承諾書」への署名捺印を強いられたこと。また持参の金は没収され、一ヶ月の小遣いとして園内通用のブリキのお金（通用券・切符）を渡されたこと。

「作業をしないとお金はあげられない」という職員に「私は仕事ではなく治療に来たのです」と抗議したが、「遊んでただ飯食うことは許されない」と認められず、包帯の洗濯・消毒・再製、看護作業、重症者の付き添い、食搬作業、開墾、桟橋での荷揚げ、自殺者の捜索、入所者の火葬、実験用動物の飼育作業、炭俵運び、逃走して捕まった入所者が入る「特別病室」という名の「重監房」「監禁室」に食事を運ぶ仕事など不自由な体で強制されたこと。

「脱走する金が入っていないか調べるために」家からの手紙や小包はすべて開封され、外出や退所は制限されたこと。母からは「帰ってくるな」といわれ、実家の戸籍は抜かれて養子が迎えられていたこと。入園者を出した家は地域や親戚から差別を受け、また村八分になって転居。姉妹は結婚もできず、また破談の憂き目にあったこと。

もっとも多いのが堕胎・中絶・断種に関する証言であった。妊娠九ヶ月で堕胎手術を受けさせられたが、手術をしたのは婦長で「園に婦人科の医師なんかおらんかった。痛さと苦しさで死ぬと思った」とか、「堕胎した子どものために罪を感じて生きないかん」「看護婦は声が出ないうちに赤ん坊の顔を押さえた。顔にガーゼをかぶせられ、足をばたばたさせたのを見た。それが我が子を見た最後だった」とある。さらに「断種が結婚の条件、職員に頼んでも例外は認められなかった」「妊娠したら堕胎でしょ。主人は私をかばって（断種）手術したと。子どもをつくって社会復帰する夢が崩れたという思いでした」などと語られていた。要するに、入園者は入園以前の生活と自己を支えていたすべてのモノを剝ぎ取られていたのであった。

五　北研理事宮島幹之助が書いた「回春病院募金趣意書」

第二次西園寺内閣が倒壊し第一次護憲運動が盛り上がった一九一二年一二月、大阪府知事に就任した大久保利武（国家のあらゆる機能を集約させた内務省の初代長官を務めた大久保利通の三男）は監獄制度や感化救済事業に精通した小河滋次郎《おがわしげじろう》を嘱託にして、大阪において発生あるいは発生しうる社会問題に関して知識を交換しうる場、すなわち救済事業研究会を官邸に立ち上げ、[1]小河が人材を招集して一三年には雑誌『救済研究』を発行、[2]また講演会を盛んに催すことになった。回春病院の経営費に行き詰っていたリデルは研究会を訪れて、癩病が伝染病であるならば癩菌の医学的な研究を行なって治療に役立てる必要があると語り、それを聞いた小河は研究会において講演する機会を与えると約束している。

　リデルの第一回目の講演は一九一七年となったが、その二年前の『救済研究』には「日々の糧同盟会――熊本回春病院に於ける」と題して、研究会が募金の呼びかけをしていた。[3]それによれば、英国の特志婦人リデルが我が同胞癩患者のために、寄付金の大半を英国辺りからの同情によって救済施設を経営していたところ、過般来の欧州の戦乱（第一次大戦）がはじまってから窮状に陥っている。その窮状を救うために「日々の糧（デイリーブレッド）同盟会」が立ち上げられたが、それは同院の事業維持の一方法として昨年から組織されたものである。すなわち、病院の一患者に要する一年間の経費が約一〇〇円、患者全体の一日の食費が二〇円となっているので、それを賄うために寄付者は自分の誕生日に二〇円を贈るか、または誕生日に四〇〇円を病院の基本金に寄付し、そこから生ずる一年間の利子二〇円を誕生日に相当する日の糧食に充てるという仕組みである。現在、一年間三六五日のうち二六五日分が約束済みとなっているが、寄付したい者は熊本市古新屋敷四三六のリデルか、東京市麴町区平河町四—六の岩井禎三（日赤の内科医長、元東京医事新誌編集長）宛に申し込んでほしいとある。

リデルの秘書飛松甚吾によると、彼女は一九一四年に総理大臣兼内務大臣大隈重信宛に、およそ次のような意見書（飛松訳）を差し出していた。[4] すなわち、閣下は私に対し多大な援助をしてくれたが、その後の政策をみると、流浪病者のためにわずか五カ所の癩療養所を設立したに過ぎない。年々増加している癩患者は死に至るまで苦しみ、自暴自棄に陥って悲惨な生活を送っているのが現状である。そこでお願いするのは浮浪病者だけでなく、各階級の病者の実態調査をすること。田園村に男女を別々にした居住地・家屋を設け、上下水道を完備すること。彼らに各種の仕事や商売をさせ、村には医師と看護婦を置くこと。村は自治村とし、代表者を選挙で選ぶこと。彼らには結婚を認めないこと。これら施設に要する費用は「砲艦一隻の建造費にも満たないもの」であるから、私の生存中にこれらがなされることを望むと。『救済研究』「癩病者の保護に就て」においても、リデルは男女の患者を分離して住まわせること（セグレーション）、婦人療養所の独立を強く求めていた。[5]

一九一七年に行われたリデルの第一回目の講演は癩事業に献身するようになった自身の動機について語るものであったが、講演を聞いていた大阪毎日新聞の記者が、当時を回想して回春病院発行の「救いの光」に寄稿していたので講演の詳細を知ることができる(6)。

リデルの第二回目の講演「回春病院設立の動機に就て」は一九一九年に実施されており、前回と重複する内容であるが、彼女は初めインドでの宣教を志していたものの、それを果たせず日本に遣わされたこと。過去二七年間における熊本での生活は多くの困難をともなうものであったこと。熊本に来て一年半が過ぎてから癩患者の存在を耳にしたこと。本妙寺に出かけたのは神武天皇祭の四月三日であったので、多数の癩病患者が集まっていたこと。そのなかにいた元教師で癩患者の今井さんと懇意になり、無一文の彼女のために本妙寺近くの家を買ったこと。可哀想な境遇にある人を収容する病院を作る計画を立てたこと。

そのために多くの人に働きかけて「望を回復する」という意味の「回春」病院を設立したこと。そこに癩菌を研究する研究所を建てたこと。病院に収容した七八人はさまざまな悲劇を経験して入所するに至ったこと。入所してからの彼らは自分の「魂は此世の中を終りまして後には、此世に較べることの出来ない所の麗はしい国に行くことが出来るといふ望に生きて居りますので、病院の中はいつも和気藹々《あいあい》と致して居」ること。二五年間の経験から「夫が癩病、妻は健康、子供は癩病」という風に遺伝的に癩病を伝えている事例が多数あるため、遺伝病と捉えている人が多いこと。癩病の黴菌は血液のなかにいて、わずかな皮膚の傷から入って感染させる病であるから注意すること。

これまで病院の医師・看護婦・小使・賄《まかない》係の誰も癩病に罹った者がいないことなどについて語っていた。(7)

リデルの精力的な活動によって浄財が集まり、回春病院内の西北に癩菌研究所が建てられることになった。設計は北研の寄生虫部長宮島幹之助と建築家中條《ちゅうじょう》精一郎（作家宮本百合子の父、慶應大学病院の設計者(8)）が担当し、一九一八年清水組が起工。その年一二月二〇日には回春病院の経営維持を図るために石神亨（大阪結核予防協会理事）、大久保利武、武藤山治（鐘淵紡績専務取締）、後藤新平、清浦奎吾、北里柴三郎ら一二名が発起人となって、病院基金の設立に向けた「回春病院募金趣意書」を宮島幹之助が書き、政財界関係者に発送されている。(9)

少し長くなるが同趣意書の文面をみると（適宜、句読点を付し片仮名を平仮名書きに改めた）、「英人ハンナ・リデル嬢には明治二十三年（一八九〇）英国伝道会社の嘱《しょく》を受け、本邦に渡来し、偶《たまたま》熊本市本妙寺に遊ひ、路傍に多数癩患者の集れるを見、惻隠《そくいん》の情、禁する能《あた》はす。百難を排し挺身、終に明治二十八年熊本市外黒髪村に回春病院を創立し、憐むへき癩患者の救済に従事せられ候は、吾人の感謝措《お》く能はさる處に候。

爾来、同院の事業は内外同情者の後援に依り益々発展し救を求むるの患者は年と共に加はり、同院に於て治療と慰謝とを受け候もの已に数百の多きに達し、収容患者も常に六七十名の多数に上り候。官夙《はやく》に同嬢の功を認め、明治三十九年勅定の藍綬褒章を贈与し、其善行を表彰せられ候。又同嬢の事業は仁慈なる皇后陛下の叡聞《えいぶん》に達し、大正四年（一九一五）回春病院基本金として金弐千円御下賜相成候《あいなり》。
然るに戦乱（第一次大戦）の勃発以来、英国米国等よりの寄付金は頓《とみ》に減し、加え物価は益々騰貴し、随て同院の経営愈々《いよいよ》困難と相成候。右の趣、皇后陛下の聞《きこ》し召さるる處となり、大正五年再ひ六千円の御下賜金あり。リデル嬢及関係者一同は皇恩の厚きに感泣在罷《まかりあり》候。然れとも同院の基金は今日、尚少額に過きなるを以て経営者の苦心惨憺たるものあり。若《もし》本院に拾五万円の基本金有之候はは（ば）、同院の事業も安全に経営せられ得へくと存せられ候。

リデル嬢は我邦に在ること茲《ここ》に二十八年、具さに幾多の辛酸を嘗《な》め回春病院を拮据《きっきょ》経営し、親戚故旧すら嫌忌する癩患者を慰藉愛撫《いしゃあいぶ》し日も之足らさるの状は、実に我国人の感謝すへき處と存候。異域巾幗《きんかく》の身を以て齢已に耳順（六〇歳）を越之事業経営の為、経費の欠乏に焦慮せらるる同嬢の現状は吾人の袖手《しゅうしゅ》傍観するに忍ひさる處に候。依て今回下名等相謀り資を募り、同院の基金に充て其基礎を強固ならしめたきものと存候。冀《ねがわ》くは右主旨御賛成相成、同嬢の事業を永遠に継続致候様御援助被成下度、此段以書中得貴意候」とある。

この働きかけにより一九年度には基本金の利子が回春病院の経常費に繰り入れられるまでに至っているが、(10) リデルから宮島幹之助に宛てた書簡（一九二〇年一月六日）によれば、(11) 一月一二日より回春病院の会計検査がはじまるので、予《か》ねてからお世話になっている基金より生じた利息は、大正八年度（一九一九）の経常費に繰り上げるか考慮中である。恐縮ですが、古賀様とご相談の上、利子の金額を調査して報告してほしい。また当方の横浜香港上海銀行にお振込願いたいとあり、また北里柴三郎記念博物館所蔵資料によれば、一九一九年七月一〇日「古賀博士に頼まれ、日日新聞の対馬に電話して回春病院寄付の事を書かせることにする」との事務長の記載がみられる。

（1）室田保夫編『大阪児童福祉の先駆　博愛社の史的研究』一一七―一二〇頁（水上妙子）、六花出版、二〇二三年。
（2）『救済研究』第一巻「救済事業研究」、一九一四年。
（3）『救済研究』第三巻三号、一九一五年。
（4）飛松甚吾『ミス　ハンナリデル』三九―四四頁、熊本回春病院事務所、一九三四年。
（5）『救済研究』第八巻二号、一九二〇年。
（6）「救いの光」はリデル・ライト両女史記念館に残されていないが、注4同書六四―六五頁、志賀一親著・内田守編『ユーカリの実るを待ちて』六三―六五頁（リデル・ライト記念老人ホーム、一九七六年）に引用されている。
（7）『救済研究』第七巻八号、一九一九年。
（8）『北島多一自伝』七二頁、北島先生記念事業会、一九五五年。
（9）北里柴三郎記念博物館が本文および下書きを所蔵。
（10）中瀬安清「北里柴三郎博士によるハンセン病への挑戦」、北里研究所『The Kitasato』三二号、二〇〇一年。
（11）北里柴三郎記念博物館所蔵。

六　回春病院癩菌研究所の医師たち

一九一九年美しい白亜の洋館、癩菌研究所が竣工する。その前年、まだ起工前であるのに北研の内田三千太郎が主任研究員として派遣されることになった。内田の「熊本の思い出」[1]によれば、彼がリデルに初めて会ったのが一九一七年九月、場所は帝国ホテルのロビー。これが採用のための面接試験であったという。北里先生、宮島幹之助・古賀玄三郎の両部長の推挙もあって採用となり（二六歳、北研の月給二〇円の五倍となる年俸一〇〇〇円）、一〇月半ば過ぎに赴任。行ってみれば何もなく、病院主任三宅俊輔の書生部屋を充てがわれ、研究は北里先生の紹介で熊本医専校長の谷口長雄先生の配慮で校内にあった県の細菌検査室を提供され、人癩と鼠癩に関する研究をはじめる。スタッフはラボランチン（研究助手）二名、小使夫婦、第五高等学校（一八八七年設立の旧制高等学校、修業年限三年）の学生宮崎松記[2]が時々手伝いに来るだけで、リデルからは癩菌の純粋培養を求められていた。福田令寿医師からの話で無料診療所紫苑会の夜間診療も手伝っていたとある。

「内田三千太郎先生を憶う」[3]には詳細な履歴が掲載されているので主なところを拾うと、彼は新潟医専の第一回卒業生で、すぐに細菌学教室の助手となり、上京して一九一五年八月北研に入職して副手。一七年一〇月癩菌研究所主任。一九年一二月退職して警視庁細菌研究所防疫医となり、二三年一二月新潟医科大学より「人癩並に鼠癩に関する研究」で学位を受ける。翌年一月慶應義塾大学医学部内科教室（西野教授）助手。二五年四月避病院であった組合立豊島《としま》病院（四四年東京都立豊島病院に改称）副院長。二六年院長。この頃も癩菌の培養研究を続行。五五年同院を退職。週二日北研に通って癩の研究をする。七一年神奈川県中郡二宮町で死去（七九歳）。

内田は晩年になっても癩菌の培養研究に従事していたが、『国立療養所（らい編）』および中村昌弘によれば、ハンセンによって癩菌が発見されて以来、一〇〇年以上の歴史がありながらも再現性に富む培養基（培地）の報告はなかったが、一九六〇年になってアメリカのシェパード（Shepard）が「マウスへの癩菌移植」に成功。また六九年小川辰次らが「鼠癩の固形培養基」の作成に、七一年アメリカのキルヒーハイマー（Kirchheimer）らが「アルマジロへの癩菌接種」にそれぞれ成功。それにより人癩と鼠癩とはかけ離れたものであることがわかってきたが、「人癩の人工培養」にはいまだに成功していないとある(4)。

熊本で福田令寿が発行していた『衛生時報』（二七、一八、二〇号、一九二〇年二、三、五月）に内田が寄稿した「癩の予防に就いて」は、癩病の実態、予防法、治療法を平易に解説したもので、それによれば「癩は治療の出来難い疾病なることは周知のことですが、治療研究の基礎となるべき動物試験や癩菌人工培養が成功しておりません。癩菌に似た結核菌は人工的に試験管内で繁殖させ、更に之を動物に注射すれば動物は結核に罹りますから、薬を注射することも之を殺して見ることも自由で、患者は居らなくとも研究室内で研究は充分に出来ますけれども、癩は之等の事は全く出来ないのみならず、今日の細菌学では癩菌が生きて居るのか死んで居るか、識別することすら出来ない有様です。従って消毒といふことも如何の程度迄行ふべきか不明なのであります。又癩の初期診断といふことも今日確実には出来難いので、血液を取つて見ても確実には判りません。進んで病変が明らかになつて、初めて癩の診断をつけられるのであります」と述べており、当時の内田が抱いていた癩菌培養に対する認識が知れる。

『らい文献目録』[5]によれば、内田は回春病院時代に「癩患者に癩菌接種試験」を発表。警視庁細菌研究所時代に「癩の補体結合反応に就て」「癩鼠より分離せる抗酸性菌に就て」「癩鼠の伝染経路に就て」などを発表していた。警視庁時代の「鼠癩の動物試験報告」（『細菌学雑誌』三二三号、一九二二年八月）をみると、人癩に酷似する鼠癩の研究は人癩の研究に資するものであるから、鼠癩の動物試験に関して北里をはじめ多くの者が試みているものの、いまだ「陽性成績」が得られていない。「陽性成績」を発表している外国の報告も、その真偽のほどは判然としていない。そこで一九二〇年一一月以来、癩鼠を捕らえて癩菌を鼠・モルモット・家兎・犬などに接種し、感染の有無を第三代目まで観察してみたところ、家鼠・南京鼠・仏蘭西《フランス》鼠のみに感染が認められたという。

そして、感染の陽性・陰性を判定するにあたっては、剖検と組織的検査をして定型的所見を得たうえで陽性と判定しなければならない。外国の報告では単に接種部およびその付近のリンパ腺や内臓に少数の鼠癩菌が発見されたというだけで、早計に感染と断定しているが、それは危険である。癩菌接種後、半年以上生存した鼠はすべて高度に感染しているが、腹腔・睾丸に接種した場合は皮下接種に比して病機の進行がやや早い。注意を要すべきは自然界に、特に地方においては癩に感染している家鼠が多数いることであると論じていた。なお、北里柴三郎記念博物館には内田三千太郎講義ノート束二点（細胞学・解剖学ほか、発生学・婦人科ほか）が残されている。

内田三千太郎の後任は熊本県玉名郡長洲《ながす》町生まれの田宮貞亮。彼は岡山医専の卒業で、完成間もない癩菌研究所は研究室と実験動物室・納屋等から構成されていたとある。彼も内田同様、在職期間が短く、一九一九年の晩春から二一年の冬までの勤務であった。退職後は上京して伝研に入職。三三年夏、九州療養所へ転任となるが、直後に退職、七五年に死去。(6)『らい文献目録』をみると、癩菌研究所時代に「癩患者血漿内炭酸含有及其の臨床的意義について」「癩患者赤血球の抵抗力について」（一九二二年）を、伝研時代に「結核に現れるワ氏（梅毒）反応と村田梅毒沈降反応」「癩に現れるワッセルマン反応と村田梅毒反応」（一九二七年）、「ワ氏反応に及ぼす温度の影響に関する研究」（一九二八年）ほかを発表していた。

内田や田宮が癩菌研究所で基礎研究に励んでいた頃、『医海時報』（一四二八号、一九二一年一一月）の論壇「基礎医学の基礎危し」は基礎医学の研究に一身をささげんとする学徒が少なく、後継教授の確保も危うい状態にある。臨床医学に比べて基礎医学の教授は経済的に劣っており、基礎医学を志望する学生も少ない。文部省といえばこの問題に無理解と無関心を決め込み、内実の乏しい官立医専の大学昇格と私立医専の機会均等を図っているだけと論じていた。

田宮の後任には神宮良一が就くが、彼は佐賀県の産婦人科医院の家に生まれ、小学校教員を経て一八九五年熊本医専を卒業。船医勤務をしたのち釜山《ふざん》で産婦人科を開業。同地で洗礼を受け、紹介されて回春病院に一九二六年六月着任。三三年一二月まで勤務していたが、その間にリデルが昇天（三二年二月）、姪のエダ・ライトが後継者となっている。翌三三年神宮は国立療養所長島愛生園に移って光田健輔の指導を受け、三八年光田の推薦で同じ長島に設置された国立療養所邑久光明園長となる。五七年死去（六五歳）。宮古南静園名誉園長の菊池一郎が発見した神宮の博士論文は病理学的な「諸種塩類と腫瘍発育との関係」、副論文は「らいに於ける血液像」「気象と神経痛との関係」であり、五〇年には第二四回らい学会を主催していた。(7)

神宮が去った後、池尻慎一が就任する。彼は福岡県浮羽《うきは》郡の郡医師会長を務めた医家に一九〇八年生まれる。不良グループに入って中学を退学。叔父のいた熊本へ行き鎮西中学を卒業。私立九州医専（のちの久留米大学）の一回生として入学。受洗し卒業後は生理学教室に入局。長島愛生園医官になることを希望したが、欠員がなく回春病院を紹介されて三四年四月に着任。癩者にキリスト教の福音を伝え癩の予防救済事業と癩の絶滅を図る日本ＭＴＬ（Mission to Lepers）、その九州ＭＴＬ結成時の幹事長となる。三六年八月第一区府県立全生病院（のちの多磨全生園）に転出。翌年八月召集され軍医として北支に向かうが、病を得て内地勤務となる。全生病院に戻って伝研にいた太田正雄をしばしば訪問。四一年末に再招集されてビルマを転戦、二年後に帰還。太田の推奨で四四年四月スマトラのジャカルタ大学の陸軍技官となって癩病研究に従事。翌年一月流弾により死去。(8) 戦時中は癩療養所のような所からも続々と医師の出征がみられた。(9)

彼らが癩菌研究所に勤めていた頃、近くの公立九州療養所で行われていた治療・研究を『菊池恵楓園年報』『九州療養所統計年報』[10]から窺うと、一九一五年の年報に記載の治療報告では「今日癩に対する根治剤なきを以て完全なる能はすと雖も、対症的に懇篤なる治療により合併症は除かれ、癩症候も外科的或は薬剤的治療によりて比較的軽快せる者も認らる。薬品としては本病に対して主として大風子油或は其製剤を用ひ、比較的効力を示すを見る。又古賀液（チアノクプロール）を患者に使用せしも未だ充分なる根治的効果を挙け得さりき」とあり、同様な記述がつづき、二六年の報告も根治的薬剤はないとし、比較的薬効があると認められるものは大風子油剤の内服と注射で、本年中にクロールカルチウム静脈内注射、肝油チモール、フグ毒、金製剤を試みたとある。

それが一九三二年の報告になると、内容は充実してくる。すなわち、患者がもっとも苦痛としている癩性神経痛にはコカイン・アドレナリンを用い、癩性結節性紅斑・丹毒様疾患にはサンカール・銀エレクロイドを用いて相当の治療成績を挙げ、最難治の癩性潰瘍・瘢痕《はんこん》性攣縮《れんしゅく》には植皮術を施して著しい成果を挙げたといい、癩性喉頭狭窄《きょうさく》には下部気管切開術をして患者の苦痛を取り去り、避妊目的で青壮年に対しては輪精管切断を施しつつありと記し、眼科では仮瞳孔手術によって著しく失明術を低下させ、歯科では義歯を施しているとある。癩本来の治療薬としては大風子剤の内服と注射に加えて、クロールカルチウム静脈内注射・サンカール皮下注射を併用しつつあって、臨床的治癒に赴く者も相当数認められ、本年中の軽快退所は二名とある。医長および医員は一縷の光明を求め鼠癩の研究に力を注いでいるとして、彼らが発表した雑誌名を記載していた。

これら年報をみる限りでは、宮崎松記が着任する二年前には合併症の治療や癩の進行にともなう各種障害に対し、外科的手術を含む薬物治療が行われていたこと。薬物治療は相変わらず大風子油剤が主流であったこと。輸精管切断が行われつつあったこと。断種手術は全生病院にて光田健輔が法的根拠もなく一九一五年から実施していたが、二〇年代半ばに広がりをみせる優生思想（社会淘汰論）と三一年「癩予防法」施行後に展開された民族浄化運動によって、断種手術が受容されていったことなどが知れる。(11)

宮崎の後任となる田尻敢《いさむ》は千葉医科大学を卒業後、府県立全生病院医務嘱託、長島愛生園医官、多磨全生園医務部長となる。常に光田健輔や林文雄医師と行動を共にして指導を受けていた。そして一九五八年九月癩菌研究所に赴任。三一年の日本らい学会には「らい患者血漿中の炭酸含有量の測定」を発表。(12)なお、田尻敢が菊池恵楓園長のときに『菊池恵楓園五〇年史』が刊行されているが（一九六〇年）、「患者異動表」をみると軽快退所は一九三七～四三年に、逃走は一九二四～二七年に、死亡は一九四三～四六年に多く、「死因調」では結核症が多数を占め、つづいて呼吸器、泌尿器尿毒症・急性腎炎、消化器、らい性衰弱・咽頭狭窄の順となっていた。(13)

回春病院は宮崎松記が菊池恵楓園長のときに閉鎖されたが、福田令寿によれば、エダ・ライトにはリデルほどの手腕もなく大人しい人で、開戦近くには外国からの資金提供もなく、またスパイ容疑をかけられ警察関係者に見張られる状態に置かれていた。エダには英国に親類がないところから、知り合いの英国宣教師が豪州に逃げるというので、その人を頼ってエダも行くことを決心。そこで一九四一年二月三日評議員の福田が清算人となって回春病院を閉鎖。六〇人ほどの患者は菊池恵楓園に受け入れてもらうように図って、患者受け入れ施設の増築費と回春病院の土地・建物を寄付。エダは同年三月神戸から豪州に向かい、回春病院の跡地は養護施設龍田寮（携帯児・携伴児と呼ばれる癩病患者の子どもで未感染者を収容）となったという。(14)

北研の宮島幹之助からエダ・ライトに宛てた一九四一年三月二八日付の書簡(15)をみると、「故ハンナ・リデル女史の遺志を継承し多年御経営相成りました熊本回春病院を解散せられ、愈来る三月三一日神戸出航の東京丸にてオーストラリヤへ御出発被遊《あそばされ》ます由、御感激深かるべくと御察申上げます。過去四十五年の長きに渉《わた》り世にも哀れな癩患者救護に御尽力被下《くだされ》ました尊き御精神と御功績とに対して、日本国民は皆深く感謝いたして居ます。私も故リデル女史と御知合となりましてから、回春病院の尊き事業に常に感激して居ました一人であります。今回貴女が熊本を辞去被遊ますことは寔《まこと》に痛惜《つうせき》に堪へません。今後何卒御健康に且つ御幸福に御暮しなさる様切に祈り上げます。日本の地を離れなされますに際し御送別の蕪辞《ぶじ》を述べさして頂きます。サヨナラ」としたためられていた。これをみると、北研と回春病院との交流は同病院の閉鎖まで継続していたことが知れる。

エダ・ライトは戦後の四八年六月豪州を引き揚げて熊本に戻り、龍田寮の向かい側に居を構えて過ごしていたが、豪州での過酷な生活により老衰が進み、五〇年二月に昇天（八〇歳）。その後、宮崎松記、福田令寿、内田守ほかを発起人としてリデル・ライト両女史記念老人ホームが五一年九月、元の回春病院内に創設されている。(16)

（1）『週刊医学通信』八二八号、一九六六年。内田三千太郎『餘録』一五四―一五七頁、自家版、一九六八年。

（2）宮崎松記は熊本県八代の出身で、第五高等学校の学生のころ内田三千太郎を手伝い、一九二〇年京都帝国大学医学部に入学。二四年に卒業して大阪赤十字病院外科に勤務。三四年公立九州療養所長（四一年七月公立療養所が国立に移管するにともない菊池恵楓園と改称）着任。四〇年七月本妙寺付近の癩集落にいた患者一五七名を警察部長と協力して一斉に強制収容し、患者を全国の療養所に分散収容させる。四一年二月回春病院が当局により閉鎖を命じられたため、患者全員を九州療養所が引き受ける。五八年恵楓園を辞任。六三年インドにライ療養施設を建て診療に従事。七二年飛行機事故により死去する（志賀一親著・内田守編『ユーカリの実るを待ちて』三〇五―三〇八頁、リデル・ライト記念老人ホーム、一九七六年参照）。宮崎は戦争に起因するハンセン病について研究し、ハンセン病に罹患した傷痍軍人を専門とする療養所の設置を求め、それが認められて一九四二年度に工事が着工（八〇〇名定員）。四五年六月静岡県御殿場市神山に国立駿河療養所として開所となった（『レプラ』一七―一、一九四八年。国立駿河療養所入所者自治会駿河会編『国立駿河療養所開所六〇周年記念誌』二〇〇五年）。なお、宮崎は一九四七年一一月鹿屋市星塚敬愛園において開催された日本癩学会総会にて「戦争と癩」を発表し、軍隊内では結核と同様、癩の発病および増悪する者が多い。それは過労・疾病・負傷など種々の誘因作用によるもので、初年兵では急激な環境の変化と精神的肉体的負荷の過重によるものであると、ハンセン病の多重病因について論じていた。同日に発表した国立駿河療養所の高島重孝も「戦争と癩」にて同様な見解を発表している。

（3）『感染症学雑誌』四五巻八号、一九七一年。

（4）国立療養所史研究会編『国立療養所（らい編）』四八頁、厚生省医務局国立療養所課、一九七五年、国立国会図書館デジタルコレクションによる。中村昌弘『癩菌と鼠らい菌』五二八―五五四頁、東海大学出版会、一九八五年。

（5）長島愛生園内らい文献目録編集委員会編『らい文献目録』医学編、皓星社、一九九九年。
（6）注2志賀一親同書二九三―二九七頁。猪飼隆明『ハンナ・リデルと回春病院』二三五―二三九頁、熊本出版文化会館、二〇〇五年。
（7）内田守『仁医神宮良一博士小伝』九州MTL、一九七一年。『バラとすみれ』（三四号、二〇一三年）所収「神宮良一先生とハンセン病における神経痛」（菊池一郎）。注6猪飼隆明同書二四四―二四五頁。
（8）注2志賀一親同書三〇一―三〇五頁。成田稔『ユマニテの人』一六七―一六九頁、日本医事新報社、二〇〇四年。
（9）高野六郎『予防医学ノート』八七―八八頁、河出書房、一九四二年。
（10）菊池恵楓園歴史資料館所蔵。
（11）藤野豊『「いのち」の近代史』八二―八三、九六―九八頁、かもがわ出版、二〇〇一年。猪飼隆明『近代日本におけるハンセン病政策の成立と病者たち』二三七―二三九頁、校倉書房、二〇一六年参照。
（12）志賀一親編『田尻敢博士遺稿集』菊池恵楓園患者援護会、一九六九年。おかのゆきお『林文雄の生涯』七四、一二八頁、新教出版社、一九七四年。
（13）『菊池恵楓園五〇年史』一九四―一九五、二〇〇―二〇一頁、菊池恵楓園、一九六〇年、金子光一監修『社会福祉施設史資料集成』第一五巻所収、日本図書センター、二〇一一年。
（14）注2志賀一親同書三一六―三二五頁。
（15）リデル・ライト両女史記念館所蔵。
（16）注2志賀一親同書一八四―一八七、三二六―三二七頁。

第二章のまとめ

ここでは一八九四年宣教師ヤングマンが主導する好善社によって開設された慰廃園（東京目黒）、そして同年宣教師リデルによって開設された回春病院（熊本）という二つの癩療養所に、北里が深く関わっていたことを論じた。慰廃園は北里からの勧告を受けて、九九年私立病院への転換に踏み切っているが、なぜ北里が病院化を勧めたのか。それにはおよそ三つの理由が考えられる。一つは外国人の内地雑居が九九年にはじまったことから、外国人に街中を徘徊する癩病人を見せることは日本の恥であり、「文明国としての体面を保ち且つ感染予防」のうえからも収容治療が望ましいこと。二つには同年頃から北里の名声を慕って研究所に癩病患者が集まり、北里自身閉口させられていたこと。三つには慰廃園と研究所の双方にいる癩病患者を一つにまとめて治療するほうが合理的であると考えたからである。慰廃園としては医療方面の援助が得られるとして北里からの申し出を快諾。北里は研究所員を嘱託医として派遣し治療および研究に当たらせることになった。

なお、北里は以前から癩専門病院を立ち上げたいとする意思を持っていたが、福沢と事務長との間でまとめた案の提示を受けて北里は意欲を削がれ、北里の構想が潰えてしまうという一幕もあった。一九三二年以降、北研では財団法人癩予防協会より毎年研究費の補助を受け、所員が目黒慰廃園病院に出かけて癩病治療と病理解剖に従事していたことが知れる。

一方、回春病院は一八九一年、英国聖公会宣教協会から熊本に遣わされた宣教師ハンナ・リデルが熊本郊外の本妙寺付近に群れ集まっている癩病人たちを見て、救済を決意したことにはじまっている。しかし、リデルが英国聖公会を退会したこと、日露戦争の影響を受け英国および日本での寄付金が集まらなかったことから、病院経営は次第に困難な状況に陥っていく。それを打開すべく彼女は資金獲得に走り回り、渋沢栄一や大隈重信らが抱く「癩病救済の事業を外人の手に委ねて我国人がこれを顧みず、ただ傍観しているのは帝国の体面にも拘る」「根本的に国家の力で癩病人の救護をしなくてはならない」との意識に支えられて浄財募集の協力が得られ、またこの件が機縁となって公立療養所の設置を規定する法律第一一号「癩予防法に関する件」の公布をみることになった(一九〇七年)。

法律第一一号が改正されて「癩予防法」が施行されると(一九三一年)、民族浄化をめざす「無癩県運動」、そして癩病人の強制収容がはじまる。内務大臣安達謙蔵の指示を受けた衛生局は「癩を根絶し得ないやうでは未だ真の文明国の域に達したとは云へない」との認識のもとで、収容施設の増設が立案された。

リデルの精力的な活動によって浄財が集まり、後藤新平、清浦奎吾、北里柴三郎ら一二名が発起人となって、「回春病院募金趣意書」が作られ、また回春病院内に建てられた癩菌研究所には、北里らが協力して医師を派遣し治療と研究がなされていたことをみた。

第三章　癩対策の世界的潮流から離れる日本

一　北里の癩病研究と治療実績

「伝染病研究所一覧」[1]（一八九五年）によれば、「開所以来治療したる癩病患者は入室（院）・通所（院）を合して二十六人あり、何れも快方に向はさ（ざ）るはなく、就中其三名は全く全癒したり」と報告していた。伝研を開所してから二年の間に、開発した「一種の薬液」によって癩患者の治療は頗る満足すべき成績を得ていると誇らしげに記しているが、新薬に関して『中外医事新報』「血清療法(五)[2]」は次のように報じている。

すなわち、癩の血清療法は「曾《かつ》て伝染病研究所に於て実験中の由」を聞いているが、「プハレストのバーベスか（が）カレンデロートと共に研究する所に拠れは、アー・ハンゼン（アルマウェル・ハンセン）の癩病桿菌を神経系に確認したりとのことなれは、夫《そ》のパストー（パスツール）の狂犬病治療法に於けるか（が）如く、本系より有効の血清（アンチレプリン）を製するの日あらむか、兎に角、後日の研究を俟《ま》つ」と。

要するに、癩菌を実験動物の神経系で見つけたのであれば、パスツールがジェンナー（E. Jenner）の種痘法を応用してワクチン（弱毒性狂犬病ウィルスをウサギに感染させ、その脊髄を乾燥させてすりつぶした乳剤）を作ったように行えば、あるいは一八八九年北里自身が破傷風菌の純粋培養に成功したのち、一八九〇年破傷風菌の培養液を濾過した溶液に含まれる抗毒素（毒素を無力化する免疫抗体）を発見し、微量の破傷風菌培養液を徐々に濃度を高くしてウサギに注射することで、ウサギが致死量にも耐えられるようになり、そこから得られた血清を用いて免疫血清療法が開発されたように、いつかは癩に有効な血清（アンチレプリン）やワクチンができるであろうというのであった。

翌年の『中外医事新報』「雑事（癩病に関する研究）」[3]では「新刊の『伝染病研究所一覧』を見るに、その内、癩病に関する研究の報告があったので抄録する」とし、およそ次のように紹介していた。すなわち、癩病はアジア地方に最も多く、本邦でも各地にみられる。往時は血統により遺伝するものと考えられていたが、細菌学の発達により伝染病であることが知れた。しかし、動物試験により伝染力を証明することができない。北里博士は帰朝して以来、研究に従事し遂に動物に感染させることに成功したのである。「人工免疫法の理に基き一種の治療液を製出し、之を患者に応用して今日に至れり。目下、本所に於て使用する「レプリン」是なり」であると。そのレプリンを用いて一八九四年二月から九六年一二月までに治療した癩患者一八八人の成績は全治四人、全治に近き者三人、死亡二人で、そのほかの者も多く快方に向かいつつある。死亡した二人はともに結核を併発していた。癩病のような慢性病にあっては、患者は医師とともに忍耐が必要で、「全治に至るまで治療を持久する能はさ（ざ）る者あるは遺憾」なことである。本所において「全治と称するは結節、麻痺、潰瘍等悉く故《もと》に復し、且身体中癩菌を検出せること能はさるに至りたるの謂《いい》にして、病菌の存する間は爾余の症状治癒するも之を全治と称すること」はない。本病に関する病理および臨床的実地研究は医学士山根文策氏（養生園医師）に嘱託していると。

ここでは癩病の遺伝説を否定し癩病は慢性伝染病であるとし、開発した癩治療薬レプリンによる治療実績を示したうえで、同薬に期待が持てること、癩それ自体が死因にならず合併症（結核）が死をもたらしていること、治療には忍耐が必要なこと、治癒判定基準について触れていた。

北里は癩病の性状に関して『細菌学雑誌』（二、三、四、五号、一八九六年）に発表した「細菌学大意」[4]において次のように説明している。すなわち、癩病は遺伝病ではなく癩病菌が原因の伝染病である。症状として「皮膚に斑紋を生じ、或は最初眉毛、次《つい》て（で）頭髪脱落し且つ神経系統を侵し手足麻痺し、或は皮膚に結節を生ずれば其部分の麻痺を来」たすが、概してこれを区分すれば結節癩と麻痺癩の二種に分けられる。患者の結節から採取した菌を染色して顕微鏡でみれば、「其形状結核細菌と同じく桿《かん》状にして且つ組織中に存在する有様も結核菌と異」ならず、また菌の産生物も類似している。わずかな違いは癩病菌のほうが結核菌よりも染色が容易な点だけであるから、「癩病菌は結核菌の種類に属する所の細菌ならん」。ハワイで死刑囚に癩病菌を接種した実験では直ちに感染し二、三年で死亡していたが、ヨーロッパでは四、五〇〇年前に患者を孤島に隔離した結果、一時は癩病が絶えてしまった。今日では東洋と往来する者の間にわずかに癩病がみられるのみとなっている。

さらにつづけて、「癩病は如何なる道路よりして伝染するやは未だ詳ならず。之を動物に試むるに食物より伝染せしむることを得べく且つ接種すれば尤も能く感染す。然れとも天然に発病することなし」。癩病菌は未だ純粋培養ができていないので種々検索すること（癩菌の侵入経路・伝染経路・伝染力・発症の仕組みなどを調べること）もできないが、取り扱い方法は結核と同じく伝染病の取り扱いにすべきものである。しかし、癩病菌は結核菌のように唾液や喀痰《かくたん》中にあるものでなく、結節や潰瘍のなかにいるのであるから衣服・手拭《てぬぐ》い・食器等の共用はしてはならないという。

ここでは癩が結節癩と麻痺癩の二種に病型分類できること（これはウィルヒョウ・ハンセン・土肥慶蔵なども用いている分類で、一九三一年の国際癩会議以降、各種亜型が設定されている）[5]、染色が可能で赤い桿菌（細長い棒状・円筒状をしている菌）であること、結核菌と同類の抗酸菌であること、欧州では孤島に隔離したことで患者が絶えていること、癩菌の伝染経路が未詳で純粋培養もできないため癩病の病像を明確に捉えることが困難なこと、結節や潰瘍に菌がいるので接触に対し注意を喚起していた。

第一章においても触れた一八九七年の「伝染病研究所第十回研究証書授与式」の挨拶では、研究所の開始以来、私（北里）は癩病研究を積み重ね「或る動物に（対し）毎回癩病が感ずる」ということがわかってきたので、「細菌学上免疫の理に基きまして、癩病の治療液を製する」ことを企てた。幸いにして「癩病患者に対して働きを持つ所の液」ができたので、「病人に用いて見ましたら、大分利《き》きますことが分かつて参りましたので、処々方々から患者」が集まってきた。しかし、癩病は肺結核よりも長引く慢性病でありますから、治療も当然のことながら長くなる。

そして、今日の時点で見出したことは「百八十名の患者の中に、大変気根能く（根気よく）一年も二年も治療を続けてやった患者は、悉く成績」がよかったと治療成績を紹介しているが、これは前述した『中外医事新報』（一八九七年）掲載の記事とほぼ同じである。北里は実験動物を免疫して癩治療血清レプリンを製出し、同薬により二四八人の治療を九四年から五年間実施して成果を上げたとしているが、山本俊一によれば、北里の癩菌培養に関する研究は誤りで、成果といっているものは患者の自発的な寛解《かんかい》（症状の消失）を治療効果と誤認したものと解釈できると述べている(6)。

次に北里は九九年の「伝染病研究所第十六回研究証書授与式」において、「条約改正になりまして内地雑居にでもなつた暁、ヨーロッパ人は癩病と云ふと身ぶるひをして怖がつて居る病気でございますから、其病気が内地にあつて就中内地の重《おも》なる都府、東京大阪あたりの市街を歩いて、毎日其患者に接すると云ふやうなことがありますれば、或は外国人の手から之を退治せねばならぬと云ふやうな議論を起こされるかも知れぬ」。なぜなら九七年一〇月、ベルリンで癩病についての第一回万国（国際）会議が開かれましたが、それまで絶えてなかった癩病患者がベルリンで五人、ペテルスブルグで一〇人出たことに驚き、急遽、各国が協調し開催に至ったものである。一都府に二人か三人の患者が出てもヨーロッパ中で騒ぎ出すというような始末であるから、いよいよ内地雑居ともなればよほど騒ぐことになるであろう。それゆえ十分に予防法や治療法を考えておかなければならないと挨拶していた（『細菌学雑誌』三八号、一八九九年）(7)。

日本が日清戦争に勝利して国際的にも評価される国になったことを意識してか、癩病人が街中を歩く姿を外国人にみせたくないという思い、すなわち、文明国としての体面と予防の両面から病人を隔離したうえで治療するのがよいと北里は考えている。外国人の国内旅行および居住等を認める内地雑居は一八九四年七月「日英通商航海条約」の締結調印、八月批准によって認められ、九九年七月施行となっているが、外国紙の記者に癩病患者が横浜や鎌倉で目撃され、日本の癩病への対応の遅れが批判されていたこともあって(8)、癩病患者の処遇は敏感な問題となっていた。

日露関係の緊迫により一九〇二年一月軍事同盟である日英同盟協約が締結され、日英関係は深化していく。同年北里は『広島衛生医事月報』「伝染病に就て」を発表し次のように述べていた(9)。「我邦では（癩病患者が）どうして居るかと云ふに街を勝手に歩かして置くのみならず、銘々職業を持って即ち食物を商売にするもの」さえいるといった始末で、それを知っている欧米の知人が日本に来て「少しは取締がついたか」といわれると、私は「実に恥かしい次第であります」。「我邦のやうに斯《こ》う多くなつてはなかなか之を始末する事は難《むつかし》い」が、「此癩病の患者を処置し即ち患者が安心して治療を受け、安心して一所に集る」というようなことにすることが必要であると考える。われわれ衛生に志す者は率先して肺病を予防するのと同様に、癩病予防についても取り組んでいきたい。癩病は伝染するものであって、その経路は癩病人の鼻汁にあるたくさんの病毒が知らず識らずのうちに振り撒《ま》かれ、その毒が健康な人の手に付いて食物と一緒に口に入るとか、あるいは手足に潰瘍のある癩病人であれば、その人の手袋・足袋《たび》・履物《はきもの》にも癩病菌が付着して人にうつすのであって、衛生上大きな問題になる。政府はペストのような急性伝染病が流行すると、いつもは出し惜しみする大蔵省でも「サア持つていけ」という風に金を出してくれるのに、肺結核や癩病といった慢性病に対してはそのような対応をしない。衛生に志す者は十分に世の中を誘導し、予防法を奨励していきたいものだと訴えている。

ここでは九九年の所論を繰り返すとともに、患者が安心して治療が受けられる態勢を作ること、癩菌を内在させた鼻汁の飛沫が付着した物に接触することで感染すること、慢性伝染病に対して政府はもっと目を向け予防衛生対策に取り組むよう期待を表明していた。一八九七年四月公布（五月施行）の伝染病予防法はコレラ・ペストなど一〇種の急性伝染病のみを対象にし、癩病・結核など慢性伝染病が除外されていたことへの不満が北里の心のうちに潜んでいたものとみられる。

治療薬の開発が行き詰まっていたせいか、ここには治療法に関わる話がまったく出ず、予防衛生を強化することで個々人に感染のリスクを実感させ、癩の撲滅を図ろうとする姿勢が前面に出ており、癩との向き合い方も治療から予防へと変化している様子が窺われる。(10) 北里にしてみれば、外から体内に侵入した病原菌が特定できれば、その菌を動物に注射する操作（実験）を繰り返し、得られた抗毒素（免疫抗体）を用いた治療（血清療法）によって病気は治ると考えていたものが、いくら努力を重ねても通用しない事態、単線的な因果関係の成立しない現実に出会って考えを改めざるを得なかったのである。北里は卒後、直ちに内務省衛生局に入局して地方衛生巡視に出ており、また病因における環境因子を重視した衛生学者のペッテンコーフェル（Max von Pettenkofer）に師事した緒方正規（東京大学医学部衛生学教室）から細菌学の手ほどきを受けていたこともあって、事後処置的な治療よりも癩の感染を未然に防ぐ予防衛生への切り替えを図ったものとみられる。

次に一九〇二年の大日本私立衛生会第二〇年次総会における演説「慢性伝染病予防に就て[11]」では、次のように述べていた。癩病菌は結核菌のように人工培養して動物試験をする段階に至っていないが、癩病菌はごく軽い患者でも鼻孔に綿を入れて鼻汁を採って顕微鏡でみれば、一〇中の八九までみつかるありふれた菌である。癩病の毒というものは肺病ほど強くはないが、潜伏期が非常に長く、「癩病の病毒に感じて其人が癩病に罹るのは早くて五年、大変早いのは或は三年位の実験もありますが、多くは潜伏期は五年、晩《おそ》いのは十五年乃至二十年位の後」に発することがあるため、伝染性でなく遺伝性の病と考える者もいる。

その癩病に罹患する者が、本邦には非常に多い。先年内務省が調査した統計表によれば、癩病患者数はわずか三万人とあるが、癩病ほど患者を隠蔽している病はほかになく、どの地方に行っても中以上の家では患者を隠蔽し、他の人には知らせないようにしている。これを表面から警察官が取り調べてみたところで、正確な数値が得られるわけでもない。三万人という数値は実際の患者の何十分の一かわからない。「例へば九州で言へば熊本の本妙寺、或は四国なれば讃岐の琴平、関東なら ば草津などは御承知の癩病患者の巣窟であつて諸国から集つて居る、さう（そう）云ふ所を算へても多数の患者でありますから、本当の統計表を取ることは他の病気の統計表を取るより困難」であり、全国を実際に調べたら非常な数になるであろう。

ヨーロッパでは「癩病と云ふものは所謂、野蛮病と称《とな》へて居る」が、日本においては癩病人が至る所でさまざまな職業に就いており、よく考えてみればこんな危険なことはない。「他の文明国人に対しても恥じ入つた次第」である。しかし、癩病の予防撲滅をする方法というものはなかなか金のかかることであるから、「癩病患者は成る丈《だけ》一つ所に寄せて、例へば大きい島か、何か場所の広い区域を定めて置いて其所に集めて、或は色々の職業を与へて生涯其所で暮さすやうにせねばなりませぬからして、此事は結核を予防するよりも金が要るのと、種々の事に就て大変に困難である」と述べ、国家による患者管理を求めている。[12]

島嶼《とうしょ》等への患者隔離を求める北里の主張は、一九一九年一二月内務省が保健衛生調査会第四部（癩）に全国公私立癩療養所長を集めて、癩予防の根本的方策に関する意見を聴取した際、公立第一区全生病院長光田健輔、公立第三区外島保養院長（岡山県）今田虎次郎、公立第五区九州療養所長河村正之らの発言のなかにもみられ、癩療養所・病院の幹部職員らに受け継がれていたことが知られるが、浮浪生活よりも隔離下の安定した暮らしのほうが果たして患者にとってより望ましいものとなったであろうか。

患者隔離に際し、本人の意思が確認されないままに医師のみの判断でなされるならば、それは医師患者関係におけるパターナリズム（医師は患者に対して父親的な役割を担い、患者の自己決定権を制約する立場）となり、人の尊厳を支える自己決定の権利を奪う人権侵害となる。[13] 一九〇九年ノルウェーのべルゲンで開催された第二回万国癩会議における決議でも、「癩患者が任意的に承諾するような生活状態（家族に対する生活援助がある状態）のもとにおける隔離が望ましいこと」とあって、人権への配慮が求められていた(14)。

（1）『北里柴三郎論説集』二八七―三〇三頁、北里研究所、一九七七年。
（2）『中外医事新報』三八四号、一八九六年三月、国立国会図書館デジタルコレクションによる。
（3）『中外医事新報』四〇九号、一八九七年。
（4）注1同書三六五―三六六頁。
（5）太田正雄「癩の科学」（一九三七年）、『木下杢太郎全集』第二二巻所収、岩波書店、一九八三年。
（6）山本俊一『増補　日本らい史』三二一―三三三頁、東京大学出版会、一九九七年。
（7）注1同書六三四―六三五頁。
（8）注6同書五〇―五一頁。武田徹『「隔離」という病い』二七頁、講談社、一九九七年。
（9）『広島衛生医事月報』三八～四二号、一九〇二年、注1同書八二八―八二九頁。
（10）森修一・石井則久「ハンセン病と医学Ⅱ」『日本ハンセン病学会雑誌』七六‐一、二〇〇七年。なお、高野六郎は『予防医学ノート』（二〇―二一頁、河出書房、一九四二年）において、癩病は治療困難な病であるから患者を隔離して一生をそこで療養させることが社会にとって良き予防策であるといっており、また高野の『衛生読本』（一四八―一五〇頁、日本評論社、一九三七年、国立国会図書館デジタルコレクションによる）でも同趣旨のことがいわれており、北里も同じ考えでいたものと思われる。
（11）「大日本私立衛生会第二十年次総会記事」、注1同書八三六―八三八頁。

(12) 財団法人藤楓協会編『光田健輔と日本のらい予防事業』「家族的療養所の建設」(同協会、一九五八年)によれば、一九三〇年時の公立療養所経費は、結核が最低一日一人二円一〇銭から一〇円、癩は最低一日六八銭から一円二、三〇銭で、癩は結核より経費が平均三分の一となっている。

(13) 玉手慎太郎『公衆衛生の倫理学』五五頁、筑摩書房、二〇二二年。

(14) 二〇〇六年一二月第六一回国連総会で採択され、二〇〇八年五月に発効した「障害者の権利に関する条約(日本は二〇一四年一月に批准)では、機能障害を有する者に対し「全ての人権及び基本的自由を差別なしに完全に享有することを保障」するには、障害者が「社会に完全かつ効果的に参加することを妨げ」ている障壁を取り除くことが求められるとし、障壁の種類やそれを取り除くための具体的な手段方法についての規定がみられる。社会の側からの働きかけと障害者との相互作用が障害者の社会参加を促し、障害者の尊厳を守ることにもなる。

二 万国癩会議で語った北里の疫学調査と細菌学的研究

北里が「伝染病研究所第十六回研究証書授与式」の挨拶のなかで触れた第一回万国癩会議は一八九七年一〇月ベルリンで開催されたもので、招待されていた北里は国内の赤痢・コレラ防疫で多忙を極めていたため辞退し、代わってドイツに留学中の土肥慶蔵、同じく留学中の伝研の高木友枝などが出席することになった。なお、高木は会議後、欧州各国の衛生制度調査に従事している[1]。会議の会長は著名な細胞病理学者・政治家であるウィルヒョウ（R. L. K. Virchow）であった。五日間の日程のほとんどが学者・医者らによる研究発表に当てられ、報告書もそれら個々の発表をまとめた大部なものとなっている。

第二回万国癩会議（万国国際癩調査会）では前回の会議における決議を確認し支持を表明しているので、ここでは一九〇九年ノルウェーのベルゲンで開催された第二回万国癩会議において確認された決議をみることにする。同会議の会長は同地出身の医師ハンセンであった。彼は癩菌（ハンセン病菌）を一八七三年に発見。その癩菌を七九年に染色して確認したのはナイセル（A. L. S. Neisser）であったが、ハンセンは隔離政策を推し進めてノルウェーから患者を激減させたことでも知られていた。医師の犀川《さいかわ》一夫によれば、ノルウェーでの患者減少は隔離政策だけでなく、それ以前から進められていた国民生活改善運動（一八三〇年）、衛生・保健対策の法制化（一八五七年）が大きく寄与していたという(2)。

第二回万国癩会議で決議されたことの第一は、癩菌がいかなる方法で伝染しているのかいまだ不明であるものの、癩は人体から人体へと伝染しており（伝染の門戸は口腔か鼻腔粘膜）、その防止のためにすべての国家は有効な措置をとること。第二に、癩を隔離することで成功を収めたドイツ、アイスランド、ノルウェー、スウェーデンの場合を考えるに、癩患者が任意的に承諾するような生活状態のもとにおける隔離が望ましいこと。第三に、癩患者の子どもは伝染しやすいゆえにできるだけ早く両親から分離し、観察を行うのが望ましいこと。第四に、癩患者とともに生活した経験を持つ者、専門的知識を持つ医者が常に検診に当たること。

そして第五に、癩の病因および伝染に関する理論がわれわれの知識と一致するか否かを明確にするため、慎重に調査する必要があること。第六に、昆虫による癩の伝染、動物における癩の存在の可能性について早急に研究すること。第七に、癩の確実な治療法がないので治療薬研究の推進を図ること。次に勧告として、第一に、乞食癩・浮浪者癩の隔離を推進すること。第二に、癩の両親から生まれた子どもを分離し観察すること。第三に、接触者の定期的な検診を実施することであった。[3]

要するに、第一回および第二回万国癩会議では、癩病政策は国の責任において行うこと。癩病は伝染病であって遺伝病ではないこと。癩に関する社会的要因を調査すること。癩の予防を図るためには治療薬の開発が必要なこと。的確な治療法がない現在では患者を隔離することが望ましいこと。生活を支える患者が収容された場合、その家族に対する生活援助が必要なこと。隔離には施設隔離のほか家庭内（自宅）隔離もあること。浮浪患者に対しては施設隔離が優先されること。患者を親に持つ子は親から引き離すことが確認され、各国の癩病対策に大きな影響をもたらすことになった。ドイツ、アメリカ、フィリピン、ハワイでは隔離政策が推進され、日本では北里や土肥、また東京医学校時代に北里と同期であった永楽病院長の山根文策（次女が北里の次男善次郎と結婚）らは隔離を主張し、帝国議会における法律第一一号「癩予防に関する件」の成立に関わる審議にも影響を及ぼしている。[4]

この第一回万国癩会議と第二回万国癩会議の間の一九〇四年九月、北里はアメリカのセントルイスにて開催の万国学芸会に指名招待され（ほかに民法学者の穂積陳重《ほづみのぶしげ》も招待されて講演）、日露戦争中にもかかわらず派遣されたことで参加国より賞賛を受けていたが、そのことに対し『医海時報』「北里博士を送る」（五三一号、一九〇四年八月）は、「今や戦勝国として世界の羨望しつつある我日本帝国は、其の軍国としての勢威と共に、一般の文物制度も亦漸く各国人士の注目する所」となったと報じ、世界の医学界における日本の位置づけが変わったことを喜んでいる。

九月二二日北里は病理学部会において「純粋日本種牛と結核との関係」と題して、屠殺牛をはじめ種々の生きた牛を調査した結果、純粋和牛は洋牛・雑種牛とは異なり結核に感染せず、人の結核病も純粋和牛には感染せず、また人結核と牛結核とは異なるものであって、人結核の伝播の危険は人間相互の間の伝染にあるとするコッホ説に賛成するといった趣旨（コッホの弟子ベーリングは人の結核は結核牛の乳肉から伝染すると主張していたことへの反論）の講演をしている。

また同日の神経学部会では「癩病研究の状況」と題して、自分は癩病の細菌学的研究に従事して一〇数年になるが、いまだに満足するような結果を得ていない。「東京の近郊に予が管理の下に一の癩病院（慰廃園）ありて、常に五十人の患者を収容」していると話したうえで、動物実験のことに話題を移す。数多く実験したが、私には二匹の子猫に癩病菌を接種し得たことと固形血清培養基上に癩病菌を発育せしめたことがあるのみで、ハンセンの発見した癩病菌を純粋培養することはほとんど不可能であるといってよいと述べる。それなのに培養に成功したとする報告を聞くが、そんな報告など信じることはできない。鼠・モルモット・家兎に感染させたと称しているのは「仮想的伝染に外ならず、是れ牛体に移植せられたる人結核菌が尚暫時の間は生存しても、恰《あたか》も感染せるが如く見ゆるに等」しいものである。さらに研究を進めて「黒猩々《しょうじょう》（チンパンジー）等に癩病菌の移植を試みなは（ば）、或は又幸にして梅毒の如く能く陽性の成績を挙くることを得る」こともあろうかと思うが、「癩病の研究は前途遼遠たるもの」であると話していた。[5]

第二回万国癩会議（ノルウェー）およびその後の万国医学会（ハンガリー）に話を戻すが、北里の動静は同行した医海時報社の記者によって日本に伝えられている。同行記者および北里の書簡によれば、一九〇九年七月三一日ベルリンに到着した北里はコッホに迎えられ、翌日以降は結核治療薬の研究作業現場や同薬試用の病院を見学。またコッホ夫妻との交流やコッホ主催の歓迎会に出席するなど楽しい日々を過ごしたのち、八月一一日台湾総督府技師・医学校長になっていた高木友枝と内務省技師の内野仙一と連れ立って、ノルウェーの西海岸にある都市ベルゲンに向かう（『医海時報』七九五号、一九〇九年九月）。八月一四日から一九日までベルゲンに滞在しているが、「今回の会議は別に新説も無之」と書簡に記していた。

ベルゲンでは癩病院の視察と日本における癩病の現状に関する講演を万国癩会議において行なったのち、二四日にはベルリンに戻り、二六日ハンガリーのブダペストに向かう。同月二八日から九月四日まで万国医学会に出席してペストに関する講演と結核に関する講演を行い、[6]会期中にカイゼルバート温泉にも出かけている。九月五日ウィーンに行き、同月八日にはベルリンに戻ってコッホらと交流。二七日ロンドンにて熱帯病研究所などを視察し、伝研部長の秦佐八郎とリバプールなどにも出向いていた（『医海時報』七九五号、一九〇九年一〇月）。書簡では九月下旬に再びベルリンに帰り、コッホ先生の結核研究の事業を視察し、一〇月下旬には同地を出発して一一月上旬に帰国する予定とある。

招待出席した第二回万国癩会議では八月一六日の開会式で祝辞を述べ、それにつづく役員選出では八人の議長の一人に選ばれていた（『細菌学雑誌』一六八号、一九〇九年）。北里の講演は「日本に於ける癩病」と題するもので、講演の前半において疫学調査報告を、また後半においてオランウータンを用いた癩菌接種実験、鼠癩に関する細菌学的研究を紹介している（『細菌学雑誌』一七一号、一九一〇年）(7)。前半の冒頭では一九〇六年の日本における患者数は二万三八一五人で人口一万人当たりにして五人、全死者数の〇・二一％を占めていると述べ、一八九九年以来の癩患者の男女別死者数、その全死者数に占める割合などについて掲示したのち、ハンセンが癩菌を発見して以来、癩病が伝染病であることが明らかになったが、伝染の仕組みがいまだに判明していないので、癩病人が集住する草津温泉の下草津地区で行なった疫学調査の結果について報告する。同地区には四六家族一九二人がおり、そのうち何世代も住みつづけているのに罹患していない二家族を除く四四家族のうち、一七五人が罹患者であった。同地区の子どもの半分以上が罹患しており、そのうち両親が罹患者である子どもは一二人、そのなかで一〇人が罹患していたことから、癩病は同居による親密な交流を通じて初めて引き起こされるもののようであると述べる。

次に山梨県の山里に住む四六三家族の疫学調査について報告する。罹患者五二一人のうち現存する者は三〇四人。そのうち二三五人が結婚し、二一三人が子どもを持っている。夫婦の一方が罹患している家では平均二・五人の子どもを持っているのに、夫婦双方が罹患している家では一・七人に激減。母親が罹患している場合は子どもの九・三%が、父親が罹患している場合は子どもの四・六%が、夫婦双方が罹患している場合は子どもの三三・三%がそれぞれ罹患しており、草津で得られた伝染の仕組みを裏づける結果であったという。

後半では、スティカー氏が多数の癩患者の鼻粘膜（潰瘍）において癩菌を証明し、鼻腔こそ癩菌の侵入門戸であると唱えて以来、鼻腔内癩菌検査は診断上かくべからざる一手段となっているとし、草津における罹患者一二三人の鼻咽腔検査結果と、他の研究者が行なった一〇四五人分の鼻咽腔検査結果を紹介する。また草津および山梨において癩病患者と常に接触している健康な家族六八人の鼻咽腔検査を実施。その結果、三人の婦人に抗酸性桿菌を発見し、考察を加えたうえで癩を予防するうえで家族の鼻咽腔検査は必須であると主張する。つづいて、私（北里）は子猫やオランウータンを用いた癩菌の細菌学的研究に数年来携わってきたが、未だに癩菌の純粋培養や動物への接種に成功していない。癩菌の純粋培養法が確立されない限り、癩患者に対する特異的な治療についても言及できないとし、東京で捕獲したネズミ約五〇〇〇匹から四匹、熊本県では約六〇〇匹から五匹、和歌山県では約九〇〇匹から五匹の鼠癩が発見されているが、それらがもつ癩菌と人の癩菌とが同一のものであるかどうか、われわれは判定できないでいると述べていた。

北里は草津の癩集落と山梨県の山里の二ヶ所において疫学調査、それも標本調査ではなく悉皆《しっかい》調査を実施し、鼻咽腔検査によって癩病人との接触範囲と罹患との関係を考察しているが、これは疫学調査としてはもっとも早いものといえる。このことについて太田正雄も一九三七年「癩の研究の現況」[8]において「癩の根絶策の最も重要な基礎となるものは癩の疫学（流行学）の方面の調査であり、取り分け癩患者の総数、其分布、其生活条件、感染経路等を知ることであります。一九三〇年一二月バンコックに於ける、翌年一月マニラに於ける癩専門家会議に於ても、その必要が強調せられた。然るに本邦に於ては、此方面の調査が全く無いのでは無いが、かなり閑却せられていたのであります。即ち往年（一九一〇年）北里博士は群馬県草津町及び山梨県下の癩部落に就いて調べられたこと」があったと指摘していた。

なお、群馬県草津町における疫学調査は北里が実際に行なったものではなく、西野忠次郎が実地調査したもので、『細菌学雑誌』（一六七号、一九〇九年）「上州草津町に於ける癩患者調査報告（西野忠次郎）」に詳細な記録が掲載されている。

癩の疫学調査といえば、太田正雄の指摘にもあるように一九三〇年代に進展をみたものである。それはレオナルド・ウッド・メモリアル財団（Leonard Wood Memorial Foundation）が一九三一年一月フィリピン・マニラにおいて開催したレオナルド・ウッド・メモリアル癩会議において、「癩は先天性の疾病ではなく、多分に伝染性のものであることが前回の国際癩会議で開陳された。それゆえに開放性患者との接触者に関する研究の重要性を強調せざるを得ない」が、それは「防疫上必須」のことであって、ごく軽微な発症時期の発見をも可能にさせるものであるといい、「疫学調査に関する必須詳細事項」をまとめていた。この会議の目的は調査方法と術語の統一、用語の定義、癩の臨床上の分類、癩反応、癩の早期診断、検査法、治療法、癩の進行についての評価、記録の標準化など、これまで世界中の研究者・医療者らがそれぞれ独自の仕方で行なっていた手法を見直し、共通化、標準化を図ることにあった(9)。

北里は講演の後半で、「オランウータンを用いた癩菌の細菌学的研究に数年来携わってきた」と述べていたが、その研究を引き継いだのは志賀潔であった。『医海時報』(一八〇九号、一九二九年四月)「癩菌の培養及び集落形成(志賀潔)」には「私(志賀)は二十年前より癩菌培養に手を染め、明治四十二年(一九〇九)にオランウータンの眼球内に癩菌を接種し、数週の後、虹彩に結節の発生したのを見、二、三ヶ月後に自然消滅し失望した。なぜ真の培養、即ち集落形成をみないのであろうか。京城帝大が設けられ、医学部の微生物教室ができたとき、昭和三年(一九二八)、その実験に着手した」と研究を振り返っていたことから知られる(10)。

なお、『北里研究所二十五年誌』によれば、一九二八年志賀がソウルで癩菌培養の研究を発表して以来、北里研究所の各研究室において同研究が実施されるようになり、渡辺義政、原沢仁斎、小野勇らは一九二九年以来、人と鼠の癩菌の培養に取り組んでいたとある(11)。

(1) 北里柴三郎記念博物館所蔵「高木友枝血清薬院技師宛後藤新平内務省衛生局長からの欧州各国の調査命令書」。石原あえか・森孝之・大久保美穂子編『高木友枝――台湾衛生学の父』「高木友枝資料目録」九四

―一二三頁、北里研究所、二〇一八年参照。

（2）犀川一夫『ハンセン病政策の変遷』五六―五七頁、沖縄県ハンセン病予防協会、一九九九年。

（3）らい文献目録編集委員会訳編『国際らい会議録』長寿会、一九五七年、国立国会図書館デジタルコレクションによる。

（4）注2同書六八、七三頁。森修一・石井則久「ハンセン病と医学Ⅱ」『日本ハンセン病学会雑誌』七六‐一、二〇〇七年。森修一「ハンセン病対策の歴史と現状」日本ハンセン病学会発表、二〇一八年。志村俊郎・都倉武之「山根文策小伝」『日本医史学雑誌』六三‐二、二〇一七年参照。

（5）『細菌学雑誌』「万国学芸会状況」一〇八号、一九〇四年。『医海時報』五四四、五四五号、一九〇四年一一月。

（6）なお、宮島幹之助・高野六郎『北里柴三郎伝』（五二―五三頁、北里研究所、一九三二年）によれば、一八九〇年八月ベルリンで開催された第一〇回万国医学会（会長ウィルヒョウ）にドイツ留学中の北里ほか二二名が参加していた。

（7）檀原宏文監修、林志津江ほか訳『北里柴三郎学術論文集』四六九―四八〇頁、北里研究所北里柴三郎記念室、二〇一八年。

（8）『木下杢太郎全集』第二二巻所収、岩波書店、一九八三年。

（9）注3同書。注4森修一・石井則久同書「ハンセン病と医学Ⅱ」『日本ハンセン病学会雑誌』七六‐一、二〇〇七年。注4森修一同発表。廣川和花『近代日本のハンセン病問題と地域社会』二五三頁、大阪大学出版会、二〇一一年参照。

（10）近現代資料刊行会編『戦前・戦中期アジア研究資料』一『植民地社会事業関係資料集』朝鮮編一二（同刊行会、一九九九年）所収の『朝鮮総督府医院二十年史』一六頁（同医院、一九二八年）によれば、一九二八年四月に京城帝国大学医学部官制が改まって、志賀は総督府医院長兼京城帝国大学医学部教授。同五月に総督府医院官制が廃され、総督府医院は京城帝国大学医学部付属医院となり、同大学教授の早野竜蔵が院長に任命されていた。

(11) 北里研究所編『北里研究所二十五年誌』一三八—一三九頁、北里研究所、一九三九年。

三　法律第一一号公布により設置された公立癩療養所

一九〇七年三月一八日公布、翌日施行の法律第一一号「癩予防に関する件」は第一回、第二回万国癩会議（万国国際癩調査会）の決議の影響を受けたものであった。同法が成立するまでの過程をみると、[1]まず〇六年二月第二二回帝国議会に患者収容施設の設置を地方長官（知事）に委せる内務省衛生局案（中央衛生会に付託していたもの）が提示されたが、地方局長からは地方財政への圧迫を理由に反対され、衛生局では草案の提出を断念する。つづいて同年三月山根正次が議員立法で提出した法案も、地方財政の圧迫と人権侵害の恐れがあるとの理由で退けられてしまった。それを受けて四月、政府は癩患者に関する初めての全国調査を実施し、その調査結果を踏まえて約一二〇〇人と見込まれる浮浪患者収容のための道府県連合立療養所を、全国に数ヶ所設置する案を立てる。一時は離島に設置する案も検討されたが、採用に至らなかった。[2]内陸および沿岸の島に設ける案が〇七年二月の衆議院を通過、三月貴族院で可決されて同月法律第一一号「癩予防に関する件」の公布をみるが、施行は二年後の四月となった。

地方財政の圧迫とあるが、当時の日本の置かれていた状況は日清戦争に勝利して多額の賠償金を手に入れ、また台湾ほかを領有して国際的な体面を気にかけるほどに地位が上昇していたものの、手に入れた遼東半島は三国干渉によって返還。一九〇四年二月勃発の日露戦争では戦費を外国債に依存したことで、戦後はその償還と軍備拡張に追われ、また繊維産業から重化学工業への転換にともなう設備投資と原材料輸入によって、財政は極めて逼迫した状態にあった。[3] そのため後述するように、一九〇九年四月施行の法律第一一号「癩予防に関する件」にもとづく公立療養所の設置と患者隔離の範囲も規模縮小を迫られている。

法律第一一号では医師が癩病と診断した場合、医師は患者家族に対し消毒・予防を指示し、三日以内に行政官庁に届け出ること（医師の届出義務）。患者の家および物件の消毒と予防措置を医師・当該吏員の指示に従って行うこと（私宅療養の際の消毒義務）。療養の途なく救護者なき癩患者を療養所に入所させること。主務大臣は二つ以上の道府県を指定して、その道府県内の患者を収容するための療養所の設置を命ずることができること。救護に要する費用は被救護者の負担とし、被救護者ができなければ扶養義務者の負担とすることなどを定めていた。実際のところは財政上の問題から入所をすべての癩病人にまで広げず、入所対象者を絞り込むとともに入所隔離を義務とせず、適当と認められるときは扶養義務者に患者を引き取らせることも可能としていた。

なお、消毒に関して『医海時報』（七七四号、一九〇九年四月）は「癩患者の消毒と一般伝染病消毒法に就て」と題して、地方衛生技術官会議において衛生局長から訓示があり、その内容は「従来の伝染病に対する消毒法はすべてコレラ式により、石炭酸、石灰式ともいうべく……このため患家に迷惑を及ぼし悪意を抱かしめ、その結果は隠蔽者を増やした。今後は予防消毒法に注意し、最新学説に照（ら）し、かつ最も容易に軽便にすること。今回、まず癩患者にこれを実行試験し、成績が良好ならば、これを一般伝染病にも及ぼすこと。患家に対し主治医が消毒を実行するよう奨励し、初めから検疫官吏の手を下さない方法をとるように」とのことであったと報じていたが、元患者の話によれば、医師は届出と消毒の煩わしさから癩病と診断するのを避けようとしていたとある。

法律第一一号の成立を受けて同年四月全国を五区に分け、一区域に一ヶ所の道府県立癩療養施設（第一区は東京府下、第二区は青森県下、第三区は大阪府下、第四区は香川県下、第五区は熊本県下）を国庫補助のもとに設置し、複数の府県が連合して運営に当たることになった（沖縄県立宮古保養院は一九三一年、県立国頭愛楽園は三八年に設置）[4]。患者は施設隔離と家庭（私宅）隔離に分けられているが、療養の途なく救護者なき浮浪患者を原則として施設隔離としている点は万国（国際）癩会議の決議に従うものであったといえる。

のちに私立神山復生病院（静岡県御殿場）の第五代目院長となる仏国男爵ドルワル・ド・レゼー（Drouart de Lezey）は法律第一一号の公布を受けて『癩病予防法実施私見』を著し、この法律がもつ危険性を指摘していた[5]。彼は一八九三年着任の第三代目院長ベルトラン（Joseph Bertrand）神父の考え方を紹介し、併せて自身の意見を披露して次のように訴えていた。すなわち、世に望みなき癩病患者は「自暴自棄に陥り易く怒りに乗じ」て如何なる危険をも犯すことになるから、多数の職員と規則はいらない。療養所は一家庭の如くして博愛的な職員のもとで生活し、規則は簡略なものでよく、官設とはしない。療養所を大きくすると統治が困難になるので、小規模な私設とし、それに補助金を与え、また免税にして自活させるのがよい（幹事が患者の望みとその体力とを斟酌《しんしゃく》して諸般の仕事を分配する）。男女を完全に分けると心が荒々しくなるから、共同作業や談話・娯楽会などにおいては自由にさせるべきであると。

そこで参考のためにと述べて、ベルトランの意見を披露する。まず不治の病ゆえに絶望し悲痛煩悶している患者に対し、宗教が大きな精神的慰めとなっているので、宗教信奉の便宜を与えること。信書の往復や来訪者との面接に制縛《せいばく》があってはならないこと。職員は博愛精神に満ち献身的である者を選任すること。衛生官吏および警察官は「他の伝染病の如く公々然として之（癩病人）が取扱を受くるときは、一家の廃滅のみならず離婚離縁の沙汰頻々生じ来り……故に是等の取扱に就ては充分秘密を守られんこと」を希望すること。酒類を除き飲食物の購入を自由にすること。運動をさせて身体の健全を保たせること。癩病人は他の疾病に侵されやすいので、癩病および余病とも相当なる治療が受けられることであると。

要するに、多数の職員と規則によって縛ることとは、監視する権力と監視される弱者といった関係性を生み、互いにとって不幸なことになるので、絶望のなかにいる病者を暖かく包み込む一家庭の如き関係性を築くべきであるというのであった。一九二三年の第三回万国（国際）癩会議では療養所に治療施設を具備するよう求めているので、ベルトランの最後の意見はそれを先取りするものであり、またリデルと違って男女を完全に分ける考えはなく、ほかの宣教師が経営する施設においても共通してみられるスピリチュアル（霊的）・ケアに重きが置かれていた。

一九〇七年三月法律第一一号が公布されるが、その翌年六月一二日から八月二四日の間、コッホが日本を訪れて北里と交流を深め、日本の癩病に関して次のような助言をしていた（『医海時報』七三三号、一九〇八年七月「古弗（コッホ）氏の結核及癩病に対する意見」）。すなわち、私は布哇（ハワイ）のモルカイ島の隔離収容所を視察したが、癩病者の親から生まれた子どもを親から離せば、癩病の子どもは生まれない実態をみて、癩病は遺伝病でなく伝染病であることの確証を得たので、日本でも癩病者収容所を設置するにあたって同様な処置をすること。また布哇では隔離を四〇年もつづけているのに、なお四、五〇〇〇人もいて少しも減っていない。それは発病後、相当経過した患者が収容されていたためである。「癩菌の性として、久しく人体内にあるときは、其毒力は減退、伝染力も減弱。これに反し外観上癩病人とわからない者は、癩菌は最大の伝染力をもつ」。その「外観上癩病者たるとの明ならざるが如き」危険な患者を放置しているから徒労に終わっているのである。

また米政府は巨金を投じてモルカイ島に癩研究所を設けたが、これは有効な策ではない。もっと人口の多いホノルルに設け、人の鼻腔を検索して早期診断を行い隔離の処置をとるべきである。布哇には多くの日本人がおり、癩病患者も少なくないであろう。患者隔離を励行する米国やその他の国から日本に逃れてくる者も少なくないと思う。

必要なのは細菌学者に癩病者および癩病者と接触のある者の鼻腔検査をさせ、早期の診断と早期隔離を実施することである。ノルウェーでもドイツでもその方法によって成功しているから、日本もそうすべきである。鼻腔検査は綿紗の如きもので鼻腔隔壁および咽頭を検査し、ここに生じている潰瘍より材料を得て鏡検（顕微鏡を用いた検査）するのであるが、いかに施設が完備していても、熟練した技術者がいなければ無意味なものになるといって注意を促していた(6)（コッホは日本漫遊の旅から帰国した後、ベルリンでツベルクリンの研究をしていたが、一九一〇年五月に病死する）。

皮膚科医の増田勇は法律第一一号が施行される前年の一九〇八年に刊行した著書『癩病と社会問題』「癩病の病原体」の項(7)において、癩菌は癩病患者のみに認められるとするならば、癩桿菌は確かに癩病の起病体と断定し得る。その癩病は第三期癩症の発現状態により結節癩、斑紋癩、神経癩（麻痺癩・切断癩）の三種に分類されるが、癩は「土地・気候・年齢・風俗・習慣・生活状態等に依り、各々異なる性質或は体質」を有しており、結節癩とはリンパ管中に繁殖した癩菌が所々に流布した結果、浸潤を起こしたもので粟粒大から杏桃《すもも》大まであるもの、斑紋癩は毛細血管により輸送された癩菌が局所に滞留し繁殖したもの。神経癩は末梢神経に付着繁殖した癩菌により神経を著明に肥厚させ、外皮の知覚に異常あるいは鈍麻を来たすものであるという。「癩病の経過」の項では、人には「天与の抗毒力・抗菌力作用」があるので「人体は黴菌の培養基とならざるものなり」といい、「癩病予防政策と治癩問題」の項では世界的に賞用されているものに隔離法、すなわち「健康者保全及癩病撲滅策」が是認されているが、「翻《ひるがえつ》て癩病患者其の者の立場より観察を下せば……健康者に重きを置き可憐なる患者に何等の同情を有せざる政策」で、「患者は之れに依りて自由を束縛せられ、且つ天与の幸福を害《そこな》はれ、遂に前途に一道の光明だも認むる無く、只終生怨みを呑んで死を待つより外、術《すべ》無きの境遇に陥入」らせるものである。

我が国において採るべき「人道的予防政策」は「一の完全なる国定離隔病院或は国定離隔癩村を設置し、而して斯道専門の士に治癩問題の解決を命じ、以て一面には癩菌の健康者に伝染するを防ぎ、一面には患者其のものを病苦の内より救済するの政策」である。「癩病は永くも五年以内にして全治するものとせば、患者は喜んで集収に応じ一人の忌避するもの」はいないはず。癩病は確かに「自然良能に依りて全治すべく、況《いわ》んや医治を加へなば尤も確実に全治すべきもの」であることは疑えないと告げる。

さらに「治療意見（一八九四年五月に青森市公会堂で開催の青森県医学会で演説した大要）」では、一八九八年の「伝染病研究所一覧」に記載の癩病治療成績表（九四年二月〜九七年一二月、患者総数二三三名、全治者四名、全治に近いか全治の見込みの者一五名、死亡者三名、死亡者のうち一名は結核、二名は脚気併発）を取り上げて、「大日本の第一流の細菌学者北里博士の数年の研究の結果」であっても、このような不良な状況となっている。「北里博士の研究の結果にして尚ほ然りとせば、不治の病であるとの声の大なるも、蓋《けだ》し止むを得ざる事であると思ふ」と、九四年当時に考えていたことを紹介していた(8)。

法律第一一号の施行によって生活が困難な浮浪癩病者の入所希望が予想外に多く出たこと、資格審査に時間を要したことから入所業務に遅れが生じただけでなく、もともと同法が衛生立法（癩予防法）をめざしたものでなく、風俗取締や貧困患者の救護を主眼にした「救貧法」「風俗取締法」の改正であって、議会で論議されてきた予防撲滅とは懸け離れていたことから、政治家や医学者などの間から不満の声が上がり、やがて同法改正に向けた動きが出ていた[9]。その改正への動きを受けて、内務省では一九一六年六月に設置した保健衛生調査会第四部会において癩根絶に関わる意見を聴取している（部会の主査は山根正次[10]、委員には内野仙一・北島多一・光田健輔など隔離を主導する北里柴三郎・土肥慶蔵に親炙している研究・医療者を任命）。なお、同年三月には法律第一一号施行規則が改正され「療養所長は命令の定むる所に依り被救護者に対し必要なる懲戒又は検束を加ふることを得」との条項が加えられ、療養所規則に縛られた生活に反発あるいは逃走を図った収容者の監禁が行われるようになった[11]。

一九二〇年九月に出された第四部会の答申によれば、患者数に対して施設数が少なく、未収容者は推定一万人を越えているため、施設隔離対策の推進および法律第一一号の衛生立法への改正が必要であるとし、具体的には公立癩療養所の病床を一万人に増床すること。五ヶ所の公立療養所を拡張すること。逃走癖のある患者を収容する国立療養所を島嶼に設立すること。資力を有する患者が家族と暮らせる自由療養地区を設定すること。患者が伝染の恐れのある職業に就くことなどを禁止あるいは制限すること。就業禁止や入所により生活が困難になった患者家族を援助すること。患者からの請求により生殖中絶法を実施し得ることとある。内務省では財政上の理由から公立療養所「一万床増床計画」を延期し、二一年以降において一〇ヶ年計画をもって実施することに改め、新たに国立療養所（五〇〇床）の設置を提案。その提案にもとづいて内務省では光田健輔に隔離に適した島嶼を探させ、二七年瀬戸内海の長島に愛生園を設立[12]。三〇年には自由療養地として栗生楽泉園（群馬県草津）を設けることになった。

（1）武田徹『「隔離」という病い』二六―三〇頁、講談社、一九九七年。犀川一夫『ハンセン病政策の変遷』七三―八三頁、沖縄県ハンセン病予防協会、一九九九年。成田稔『日本の癩〈らい〉対策から何を学ぶか』一一三―一三八頁、明石書店、二〇〇九年。猪飼隆明『近代日本におけるハンセン病政策の成立と病者たち』五六―一三六頁、校倉書房、二〇一六年。福西征子『語り継がれた偏見と差別』二五四―二八六頁、昭和堂、二〇一七年参照。

（2）山本俊一『増補　日本らい史』九〇頁、東京大学出版会、一九九七年。

（3）中村隆英『明治大正史』下巻二〇五―二一一頁、東京大学出版会、二〇一五年参照。

（4）宮古南静園編『沖縄県ハンセン病証言集』宮古南静園入園者自治会、二〇〇七年。

（5）藤野豊編『近現代日本ハンセン病問題資料集成』戦前編第一巻所収、『癩病予防法実施私見』（林寿太郎刊、一九〇七年）不二出版、二〇〇二年。百年史編集委員会編『神山復生病院の一〇〇年』春秋社、一九八九年。荒井英子『ハンセン病とキリスト教』八―九頁、岩波書店、一九九六年。

（6）山本俊一『日本らい史』七一―七二頁、東京大学出版会、一九九三年。森修一・石井則久「ハンセン病と医学Ⅱ」『日本ハンセン病学会雑誌』七六‐一、二〇〇七年。

（7）注5藤野豊同書所収、増田勇『癩病と社会問題』丸山舍、一九〇八年。

（8）　藤野豊は治療通信社の医学部主任の中村鉄太郎の『癩者の福音』を紹介し、法律第一一号が放浪する患者のみならず、自宅療養の患者とその家族にも弾圧法となるであろうと、中村が見抜いていたと述べている（藤野豊編『歴史のなかの「癩者」』一六〇―一六一頁、ゆるみ出版、一九九六年）。

（9）　注1犀川一夫同書七五頁。注6森修一・石井則久同。

（10）　一九一一年朝鮮総督府衛生顧問の山根正次は朝鮮の癩事情を視察。その復命をもとに一三年「癩患者取締に関する件」が朝鮮で公布される。各地に徘徊する癩病人を収容する施設が設けられ、一六年には「朝鮮総督府令」をもって小鹿島慈恵医院が設立された。魯紅梅「日本植民地時代における韓国のハンセン病対策の研究」『日本医史学雑誌』四九 - 二、二〇〇三年参照。

（11）　注1成田稔同書一九九―二〇一頁。重監房の実態については清水寛『太平洋戦争下の国立ハンセン病療養所』（五五四―五六〇頁、新日本出版社、二〇一九年）が詳しい。また草津の重監房資料館だより『くりう』第二一号（二〇二二年一二月）には収監者の人生が記録されている。

（12）　注5藤野同書戦前編第三巻所収「長島開拓」。財団法人藤楓協会編『光田健輔と日本のらい予防事業』「国立療養所として鹿久居島及び長島の価値」（一九二七年）「長島土地買収に関する報告書」（同年）「長島の選択」（一九三一年）、同協会、一九五八年。

四　保健衛生調査会が聴取した公私立癩療養所長の意見

一九一六年六月に設置された保健衛生調査会第四部会が「癩根絶に関わる意見」を答申したのが

二〇年九月であるが、その前年一二月内務省は保健衛生調査会第四部会に全国公私立癩療養所長を集め、癩予防の根本的方策に関して意見を聴取していた。(1) 所長ら一〇名を二日間にわたって聴取した記録は、当時の収容実態が詳細に語られており大部なものとなっているが、ここでは一部のみの紹介にとどめる。私立回春病院のリデル(熊本)の発言からみていくと、彼女は「癩病人の為めに軍艦一隻の御金でも(あり)ますと沢山出来ます……小さい綺麗な村を作りますなら、矢張り政府の支配で男は別、女は別」というような住まいにするのがよいといい、私立聖バルナバ病院長(草津)のリー(2)(Legh)は島への隔離によって癩病人が減ったフィリピンの例をあげ、日本は癩病人が多すぎるので島嶼への隔離はできない。家で隔離することは危険である。政府が愛と忍耐と望みを持って働く信者に対し適当なる村を与え、援助とともにすべてを基督者に任せていただくならば、「基督者の病院村」に病人が集まってきますという。

私立神山復生病院長のレゼー(静岡)は癩病それ自体で早く死ぬことはなく、また癩病人を犯罪人のように罰すべきものでもない。病の苦しみだけでなく風貌のために恥入り、生まれた家から追い出された同情すべき人たちである。普通の病院は病気を治療するだけだが、「治すべからざる病氣」の癩を対象とする病院では、患者と院長は親子の関係となり、病院は患者の家庭のようになっていなければならない。東京では癩病人が乞食して黴菌をばら撒いているので(潰瘍を生じた結節性癩には要注意)隔離が必要であるが、病院に癩病人を多く集め過ぎると、大騒ぎして乱暴を働くことにもなるから注意が必要であるという。

私立慰廃園長の大塚正心（東京）は患者数をもっと正確に調査して府県立療養所を拡張すべきである。予算を立てるには調査が必要となるが、それには戸口調査に当たる巡査ではなく、興信所のような事業家、地方では信用のある医師に依頼するのがよい。また癩病人から子どもを引き離し、結婚を停止させることも必要であるという。

公立第一区全生病院長（東京）の光田健輔は絶海の孤島に立派な設備を有する施設を設ければ、「家に帰るといふ念慮を絶つて其処で一生終わるといふ考（え）を持つて其処を無上の楽天地とする」ふうにもなる。孤島が無理ならば、現在の療養所を拡張するか増設するのがよいであろう。男女の別居を強制するならば、ある意味で人道に違《たが》うことになる。「男女相寄つて一個の人格を成し、其処で小部落を作り」、夫婦が互いに助け合って暮らすのを禁止すべきではない。患者の結婚を認め出産を回避させるためのワゼクトミー（輸精管切除術）は一九一五年からやっているという。

公立第二区北部保養院長（青森）の中條資俊は設備不足の今の療養所では患者の逃走を防ぐことはできないから、離島に送ることに賛成するが、「宗教上の力を藉《か》りるなり、又治療上に於て努力するなりして彼らを段々善導しましたなら、長い間にはさういふ（逃走の）憂（い）がなくなるか」と思う。そして、家族的伝染を予防するためには、患者を「家族から離すといふよりも、少し柔かな考（え）を以て患者のある家族を世間から少し離すといふ」ことのほうが効果的である。この家は癩家族であるということを世間に知らしめれば人は近寄らなくなる。併せて癩病は「危険なものであるといふ観念を世人一般に養はしめるといふことを講ずる」必要もあるという。

公立第三区外島《そとじま》保養院長（大阪）の元警察署長の今田虎次郎が感じていた困難とは、自暴自棄になっている患者の扱いであった。自治の仕組みを導入することで落ち着きをみせはじめたが、博徒《ばくと》の入所が多くなったことで混乱が生じた。博徒が自治会長になって作業賃金の引き上げを要求することなども起きている。警察も療養所も持て余しているのは本籍不明者の逃走である。療養所内の博打《ばくち》に負け、仲間による取り立てを恐れて逃げ出すとか、縁日での乞食稼ぎや博打のために逃走し、儲かると戻ってくる。あるいは博打に負けて着物がなくなると戻り、着物を着込んでまた逃走を繰り返す。家に妻子がいる者も逃走の常習者である。逃走を防ぐには離島隔離が必要である。離島においては自由を与え、商工業や漁業に就くことを許し、土地を開墾させて自活の途を与え、夫婦関係にある者には処置をして子どもの出来ないようにすればよい。内地に療養所を設けるならば男女は別々にし、中産階級以上の者は有料病院に収容させるのがよい。現在の療養所を拡張させるには地価が上がり地主の同意も得難いので、拡張ではなく施設の増設を選ぶべきであり、府県立よりも国立療養所にするのがよいという。

元医学校教諭で外島保養院医長の菅井竹吉は癩病患者の産んだ子どもに癩が多いので、癩病は伝染もするが遺伝もあるとし、独身者においては「性欲を放散する為めに方々に種子を撒くといふ虞《おそれ》や遊郭に行く」こともあるので、隔離は内地ではなく孤島のほうが適していると思う。「今物価が高騰して財政の点に於ては非常に膨張して居る時代ですから、今が実に絶島隔離をすべき時機」である。現在の経費は一人一ヶ月二五円、そのうち六割が患者の衣食・薬品代、四割が役員給料・その

他となっており、自活させれば経費も浮くという。(3)

公立第四区大島療養所長（香川）で医師の小林和三郎は、内地との交通が不便な大島では交通・通信の途絶があると、実際問題として健康者である管理者は大変困ることになる。それを思えば、孤島隔離には賛成できない。隔離には霊的な方面の慰安、物質的な慰安だけでなく、浄瑠璃・浪花節や餅・煎餅といった慰安も患者は望んでいる。家族内の伝染防遏《ぼうあつ》に関しては浮浪者を除き、家族のある者については有料病院に送るのがよいであろう。府県立療養所のあり方としてそれぞれの府県における患者率に対応するかたちで予算の分担率を決めてほしい。また患者をみつけて療養所に送致する場合、役場を通して鉄道・汽船会社に交渉してもらっているが、会社のほうでは手間がかかるのでなかなか承知してくれないことが問題である。隔離を徹底させるには国立療養所に統一する必要があるという。

公立第五区九州療養所長（熊本）の医師河村正之は、「近来は大分隠匿することが患家に於ては上手になつて居る」が、伝染病予防費用というものは「伝染病患者に貢《みつ》いでやるといふ意味でなしに、寧ろ自分の身を保護する、詰り健康なる人の保護税と思」ってくれるならば、「効果の明（らか）なる癩予防隔離事業の如きは必ず出来る」と思う。離島隔離は大いに賛成である。内地の療養所では逃走するものが非常に多いが、離島ならば逃走することができず、諦めて安住するようになる。逃走できなければ犯罪も減るであろう。暖かで農作業のできる島に設備を整えるならば患者は喜んで行くと思われると述べていた。

（1）藤野豊編『近現代日本ハンセン病問題資料集成』戦前編第二巻所収「保健衛生調査会第四部（癩）議事速記録」、不二出版、二〇〇二年。

（2）青山静子『英国女性宣教師メアリー・H・コンウォール・リー』（二二二―二二六頁、ドメス出版、二〇一二年）および草津バルナバ教会併設「リーかあさま記念館」資料によれば、一九〇七年英国国教会（聖公会）福音伝播協会（SPG Society for the Propagation of the Gospel）から無給宣教師として派遣されたメアリー・H・コンウォール・リー（M. H. Cornwall Legh）は、関東地方で伝道に従事。癩病人が流浪している姿をみて慰廃園を見舞いながら介護法を学び、一六年全国から浮浪癩者らが集まる草津町の東にある湯之沢部落に移住し、聖バルナバ・ミッションを開始する。翌年医師服部けさ、看護婦三上千代を迎えて聖バルナバ病院を開く（癩者は無料、一般住民は有料）。ところが、聖バルナバ・ミッションに客人として迎えられていた安倍千太郎（ホーリネス教会牧師）が明星団を結成し、聖バルナバ教会と対立して栗生に移ることになった。安倍の教えを受けていた服部けさ、三上千代も聖バルナバ教会から離れ鈴蘭病院を開院するが、服部は開院早々に死去。三上は光田健輔の全生病院へ行くことになる。安倍、服部、三上がリーから離れた理由は聖公会とホーリネス教会との間にある宗教的な差異と、癩者の救済は欧米の宣教師や慈善家に頼るのでなく、日本人が救済にあたるべきであるとする考えによるものであった。

（3）注1藤野豊同書戦前編第一巻（不二出版、二〇〇二年）所収の菅井竹吉『癩の治療法』（一九一一、一九四―一九五頁、三秀舎、一九一四年）は、「自分の実験によると癩病患者の子供は生まれながらにして其血液の中に癩菌を持つて居ることは決して珍らしいことで無い。之は母親の体の癩菌が胎盤を通過して胎児に移り行いたもので無ければならぬ。斯く黴菌は其物を持つて生れたものが発病すれば、医学上には之れを遺伝的伝染と云ふのである。又別に癩病に罹り易い体質を祖先から受けるものもある。要するに癩病は遺伝もし、又伝染もするのであるが、実験上、其伝染力は余り激しいもので無いことは確かである」と記しており、また癩病患者の妊娠を避ける方法に関して、去勢術（男子の輸精管、女子の喇叭管の切断）、レンチエン光線療法（放射線療法）、ラジウム放射線療法、細胞毒療法（人の睾丸・卵巣を擂り潰したものを反復、動物に注射し、免疫のできた血清を人に注射する法）について解説していた。

五　癩根絶をめざした「癩予防法」と無癩県運動

一九二〇年九月保健衛生調査会第四部会の答申を受けて政府は「病床一万計画」を具体化させ、改正法律第一一号「癩予防法」を三一年四月に公布、八月に施行させている。主な改正点は癩患者に対し業態上病毒伝播の恐れのある所での就業禁止。病毒に汚染またはその疑いのある物件の売買・授受を制限または禁止し、物件は消毒または廃棄すること。病毒伝播の恐れのある癩患者を国立癩療養所または新たに設置する療養所に入所させること。入所者の同伴者・同居者に対し一時、相当の救護をなし、その費用は市町村またはこれに準ずべきものにおいて繰替支弁（立替払い）し、不安の沈静化を図ることなどであった。

改正は就業禁止規定により患者の生活手段を奪い、それによって隔離を加速させただけでなく、入所が「療養の途無く救護者無き者」だけでなく自宅隔離の者も含め、すべての癩患者を対象とする絶対隔離にまで突き進めており、大きな変革となっている。なお、改正法律第一一号「癩予防法」をめぐる第五六回帝国議会（一九二九年三月）において、予防課長高野六郎は親子間での癩菌伝染を防ぐには断種手術が必要であると答弁していた。(1)

本書第二章においても触れたが、同法の施行によってすべての癩患者を収容させる法的根拠が整い、三〇年一〇月内務大臣安達謙蔵は内務省に対し「病床一万計画」による癩の根絶策を立てるよう指示。それを受けて衛生局は「癩を根絶し得ないやうでは未だ真の文明国の域に達したとは云へない」との認識のもとで、「癩を根絶する方策は唯一つである。癩患者を悉く隔離して療養を加へればそれでよい」とし、「仮に十年間に一万人の収容施設を増設し、既設のものと合わせて一万五千人の収容を完成し、之を維持するに於ては、その後十年にして日本の癩の殆ど全部が消滅するであろう」と考え、また「有資力患者は、今日では療養所を利用することが出来ず、社会の排斥裡に悲惨な生活を送っているばかりでなく、殆ど医療を受けることすら出来ない境遇」にあるから、この人たちには「療養所を中心とした一定の地域を解放」し住宅を建てさせるなどすればよいとし、癩根絶二〇年、同三〇年、同五〇年計画を策定していた。(2)

そのなかから政府は癩根絶二〇年計画を採用し、それを受けて中央社会事業協会（会長渋沢栄一）では莫大な費用調達と、癩病に関する広報および患者家族に対する扶助を担う組織の立ち上げを図り、貞明《ていめい》皇太后からの下賜金をもとに三一年一一月財団法人癩予防協会（安達謙蔵・渋沢栄一ほか）を設立（一九五一年藤楓協会に改称）[3]。そこは事務所を内務省衛生局内に置く官民一体の団体であった。協会では貞明皇太后の誕生日である六月二五日を「癩予防デー」と定め、皇恩に感謝する心を養わせるとともに癩を伝染させる可能性のある患者の摘発訪問と療養所への収容を図る運動、すなわち村の浄化、民族浄化をめざす「無癩県運動」を展開していく[4]。官民一体の患者摘発（患者狩り）と監視の社会化は患者に対する差別感や偏見を生み、あるいは伝統的な「天刑病」「業病」観[5]を思い起こさせて患者への嫌悪感を醸成させた。地縁・血縁関係が強固な農村部では生きる世界の狭さゆえに同調圧力に屈し、一方、村から追い出された患者のほうは己が無益な人間になったとする意識、アイデンティティの崩壊に向き合わされることにもなった。

無癩県運動には賀川豊彦らによって一九二五年六月に創設された日本MTL（Mission to Lepers 日本キリスト教救癩）協会も協力しており、また三井合名会社が一九三四年三月に創設した三井報恩会が療養所増床のために多額の資金を提供したことで、皇紀二六〇〇年（一九四〇年）に「病床一万計画」が達成。公立療養所の国立移管にともない国は道府県に縛られず、患者の療養所収容が可能になり、隔離の徹底を図ることができた[6]。

癩予防協会理事長は一九三六年五月一三日、各府県長官宛に「癩患家指導に関する件」を通知[7]。「六月二五日の癩予防デーを中心に実施する講演・映画会は本年、東京にて実施し地方では開催せず、各患家に対し指導」を願うとし、また癩患家指導のための職員旅費および癩治療薬等の送付料として一五〇円以内に限り配布すること。自宅療養方法・消毒方法・未感染児童に対する処置・癩予防上の実際知識を内容とするパンフレットを送付すること。当会製造の大風子油丸薬・大風子油錠剤等の癩治療薬を申し込み次第無料送付すること。当会からの雑誌寄贈に関するビラを送付すること。癩予防協会会で作成した癩予防宣伝用映画を貸与すること。皇太后宮御歌を吹き込んだレコードを焼増したので申し込むことについて知らせていた。

一九三七年六月二五日、癩予防デーの講演会において東京帝国大学総長の長与又郎は「癩根絶の途」と題して、次のように話していた。すなわち、現在、癩患者数は統計に表れた数の数倍はいるが、「癩の予防根絶は国家的事業として官民一致して尽力」している。しかし、いまだ「前途遼遠の感」がある。欧州では患者を隔離して根絶させたのであるから、日本も隔離収容を徹底させれば根絶を期し得るであろう。昭和三年（一九二八）ジュネーヴの国際衛生会議で国際癩委員会が設けられ、委員に国際連盟の幹事（ビュルネ E. Burnet）と英・米・日・ブラジルから選出された。英は植民地インドに癩が多く、米も同じくフィリピン・ハワイに癩が多いためで、日本・ブラジルは本国に癩が多いからであった。癩が多い国は大抵が未開国であるから、日本にとって甚だ遺憾なことである。

さらにつづけて、癩は慢性伝染病で、病原体の確定とそれの純粋培養、動物実験ができて初めて予防と治療が可能になるが、現在のところ病原体の確定以外はできていない。文明国では癩がほとんどないから医学上の大問題とはなっておらず、研究者も少ない。したがって、「癩問題の解決は日本に課せられた大きな問題」である。昭和七年私（長与）は国内の療養所を見て回ったが、患者は皇太后の下賜金に感謝している。癩の予防治療の問題解決には患者の完全な隔離収容、救療、慰安・

娯楽、設備の充実、学術研究の促進が必要で、つまるところ「博愛、人道、学術に帰す」と述べており、政府や光田健輔らが主導する絶対隔離策を全面的に支持していた（『医海時報』二二四二号、一九三七年八月）。

一九二九年七月発足の浜口雄幸内閣のもとで警察官吏を動員して行なった癩病人調査（一九三〇年三月末時点）によれば、全国における患者数は一万四二六一名、そのうち公立療養所入所者は二六八六名、私立療養所入所者は六〇一名で、ほとんどの患者が自宅療養者となっていたが、[8] その自宅療養者も「無癩県運動」を通してどんどん療養所へ送り込まれて行くことになった。[9] 作家の永井荷風（永井壮吉）が水天宮の閻魔《えんま》賽日《さいじつ》の賑わいのなかで、裏門外の道路に「癩病の乞食数人座する」をみたと三七年七月五日の日記に書いているが、[10] どこかの癩療養所から逃走してきた者たちであろう。国立療養所長島愛生園の医師林文雄は、逃走の多いのは「療養所の恥」であると九州療養所の医師内田守を批判していたが（『医海時報』一九〇八号、一九三一年三月）、いくら塀を巡らし囲い込んでもなかなか逃走を防ぐことはできなかった。

（1） 藤野豊『日本ファシズムと医療』三五―三六頁、岩波書店、一九九三年。

（2） 右同書八八―九二頁。藤野豊編『近現代日本ハンセン病問題資料集成』戦前編第二巻所収「癩の根絶計画」（内務省）、不二出版、二〇〇二年。

（3） 『創立三十周年誌』財団法人藤楓協会、一九八三年。

（4） 藤楓協会編『光田健輔と日本のらい予防事業』「癩予防週間を前にして」藤楓協会、一九五八年。藤野豊『戦争とハンセン病』二一―二三頁、吉川弘文館、二〇一〇年。

（5） 新村拓『日本医療社会史の研究』二〇六―二一一頁、法政大学出版局、一九八五年。なお、宮本常一の「土佐寺川夜話」（『忘れられた日本人』所収、岩波書店、一九八四年）には、宮本が一九四一年一二月伊予の小松から寺川に抜ける山中で、阿波から来たレプラの老婆と出会ったとき、彼女は「こういう業病で、人の歩くまともな道はあるけず、人里も通ることができないので、こうした山道ばかり歩いて来た」と語っていたと記されている。また神谷美恵子は『生きがいについて』（「難病にかかること」一〇一―一〇三頁、みすず書房、二〇〇四年）において、「ハンセン病を宣告されたとき、どのような心境になったのか」と患者に質問したところ「自殺を企図した」「恐怖を感じた」「死の宣告を受けたような絶望感に陥った」「祖先や近親者に対してすまないと思った」「世界を呪った」「島流を直感し、人間の最後を思い、どうにでもなれと思った」「社会から隔離され、白眼視されるのを恐れた」との回答が返ってきたとある。

（6） 注1同書一〇七―一〇九、一二三―一二七、一九八―二〇六頁。成田稔『日本の癩〈らい〉対策から何を学ぶか』二二八頁、明石書店、二〇〇九年。

（7） 財団法人癩予防協会『昭和十一年度癩患家の指導』一九三六年、国立ハンセン病資料館所蔵。

（8） 成田稔『ユマニテの人』五六頁、日本医事新報社、二〇〇四年参照。内務省衛生局は一九一八年から二七年にかけて全国九ヶ所における農村保健衛生調査を実施し、そのうち約八七ヶ村の調査成績を集計した『農村保健衛生実地調査成績』を二九年に報告。そのなかから癩病の成績についてみると、検査人員一三万八四六二名のうち患者は五八名（男三七、女二一）で「数字は甚たしく少数に過ぐる感あるも是れ農村に現住する患者にして、之の率を以て全国の癩患者は推定する」ことはできない。癩患者はすでに癩療養所等へ収容され、また浮浪徘徊の徒も多数いるから農村民家にいる者は比較的少ないといい、一五歳以上を対象として行なった本調査では二〇歳以下の癩患者は四名、二〇歳以上で五五歳以下は四五名、五五歳以上は九名であったとある。国立国会図書館デジタルコレクションによる。

（9）注1同書八七頁。

（10）永井荷風『断腸亭日乗』岩波書店、一九八〇年。

六　万国癩会議決議から距離を置いた日本

日本から光田健輔が出席した第三回万国癩会議（万国国際癩調査会）は一九二三年、ストラスブールでの開催となった。同地はライン川に面した古い歴史を持つ都市である。ここにおいて光田は日本における大風子油注射の治験について講演。また結核様斑紋癩、癩患者の血液像、癩の皮内反応[1]、大風子油内服の歴史と注射に切り替えたことによる効果、日本の癩予防の現状および将来について発言していた[2]。光田によれば、会議はハワイでの薬物効果の限界を認識しながらも、癩病は不治ではないとの観念から強制的隔離を認めず、治療施設を具備するよう求めていたが、私（光田）は再発がある以上、隔離が必要であることを訴えるも、隔離は不必要であるとして私の訴えが拒否されたこと。治療法のなかでは日本の伝統的な大風子治療に勝るものはほかにないこと。再発することを考えれば隔離所のなかで治療するほうが安全であること。軽快して外へ出れば不規則な生活から再発し、治癒の見込めない状態に陥ることもあるから、患者を院内にとどめて適当な作業を課し、重症者の看護や相互扶助・相愛互助の事業に従事させるのがよいと述べたとある。[3] なお、患者の話によれば、自分たちは経費節減のために低賃金で働かされていたのだという。

光田が出席した第三回万国癩会議で公式に決議されたことは、第一に癩予防に関する法規は国によって異なるが、外国人である癩患者の入国は禁止すべきこと。第二に癩の蔓延が甚だしくない国では、住居における隔離はなるべく承諾のうえで実行すること。第三に癩の流行が甚だしい場所においては隔離が必要なこと。その際、隔離は人道的に行うこと。充分な治療を受けるのに支障のない限りは癩患者をその家庭に近い場所におくこと。貧困者、住居不定の者、浮浪者、その他習慣上、住居において隔離することができない者は、事情により病院、療養所、農業療養所に隔離して充分な治療を施すこと。癩患者より産まれた子どもは、その両親より分離し継続的な観察を行うこと。

第四に癩患者の家族に対しては定期的検診を受けさせる必要があること。第五に公衆に対し癩は伝染性疾患であることを知らしめる必要があること。第六に病毒を伝播させる恐れのある癩患者に対しては、その職業に従事することを禁止することのほうが有利なこと。この場合、社会はそれによって生計を維持していた患者およびその関係者に対し、補助をなすべき義務があるとしていた。[4] 光田とすれば、保健衛生調査会第四部（癩）において絶海孤島での隔離を主張していたように、強制隔離した療養所内で大風子油による治療を進めていくのが最善であると考えており、この会議の決議である人権に配慮した人道的隔離や自宅隔離には満足していなかった。

一九二六年四月国際連盟保健機関（LNHO）の保健委員会にブラジル代表から提案されたハンセン病に関する小委員会の設置は、二八年ジュネーヴで開催された第一二回保健委員会で承認され、長与又郎が小委員会委員の一人に選ばれている（『医海時報』一七八四号、一九二八年一〇月）。そのとき小委員会事務局長（幹事）となったビュルネは翌年より東アジア各国の癩病対策を調査し、その視察報告書が第一六回保健委員会に提出されているが、[5]そのなかで癩病予防および撲滅に熱心な日本に国際ハンセン病センターを設立することが提案されていた。しかし、日本政府は国内保健行政に外国人が立ち入ることに難色を示したため、国際センターは一九三四年ブラジルに設置されることに決まった。[6]

そのビュルネが一九三〇年の第八回日本医学会に招かれて行なった講演「癩予防に就いて」[7]によれば、隔離は有効かつ必要であっても絶対的隔離は無知が行わせたもので、隔離は穏和で人道的でなければならない。現在は強制的隔離から自由的隔離に移行しつつあり、忍耐をもって治療を継続すれば、病状は軽快し伝染性も減少するから、患者も希望を持ち自ら隔離を望むようになるであろうと話しており、世界の潮流からみて光田の人権を無視した絶対隔離策は特異なものと映ったようである。

『東京医事新誌』（二七二〇、二七一八号、一九三一年四、九月）に掲載された東北帝国大学教授太田正雄（木下杢太郎）の「バンコック及びマニラに於ける国際癩会議」は、ビュルネが視察報告するに至った経緯について語り、またビュルネの調査をもとにして国際連盟第一回国際癩会議を一九三〇年春、東京において開催する予定であったものが延期となったこと、さらに三〇年一二月シャム（タイ）国バンコクにおいて極東熱帯病学会が開催される機会を利用して、同地で同学会の会期中に国際連盟第一回国際癩会議を開催するに至った事情について説明していた。

さらに会議には国際連盟癩委員会の委員である長与又郎が招待されていたものの、病気のため自分（太田）が委嘱されて出席することになったこと、[8] 会期終了直後に癩会議の報告書を検討したこと、自分からみれば、報告内容は極めて常識的なものと映ったが、「現在の進歩した医学を基礎として世界各国協調の下に「癩に向つて新なる国際的十字軍を興さう」と云ふ意図」のもとで、「各国の癩関係者に推奨するに足る予防学上の標準を作ろう」という意気込みだけは感じられたとある。

報告内容に関して最も重要だと太田が考えるのは「隔離及び外来的治療の問題」であった。日本では「従来癩病と云ふと直ぐ隔離」と考える習慣になっていて、法律もそれを原則としており、たまたま「大病院に於て外来的治療を施しても、それは表面上癩擬似症と云ふ」病名で治療が行われている。法律は隔離を原則としていても「実際正規的の隔離の実行せられているものは、全国患者数の十分の一か五分の一である。それで我々は今や此の問題を更に熟考する必要に迫られている」という。

さらにつづけて太田は、来日したビュルネとの懇談や同氏の報告書から窺えるのは「隔離を外来診察との併用」で行えという主張であって、バンコクにおける会議もこの主張に対し、ほとんど一人の反対者もなく肯定され、私（太田）もこの説を善とした。ビュルネの視察旅行の結果、国際連盟保健委員会の癩国際センターはブラジルと日本に設置しようということになり、日本のセンターに対しては癩菌の培養など純研究的なものが要請されていたと記していた[9]。

なお、太田は会議後いくつかの療養所を視察し「シャム及びフィリピンに於ける癩療養所、付・支那石龍の癩収容所」についても報告していた（『東京医事新誌』二七二二号、一九三一年四月）。その詳細は省略するが、フィリピンのクリオン療養所では重症患者の隔離はあるものの、初期および軽症の患者に対しては各地の外来診療所に任せる混合管理制を取っており、外来診療所がＰＴＳ（啓発・治療・調査）法と呼ばれる予防知識の啓発・治療・調査を担っていたこと、療養所が開放的で患者の自治もあり、穏やかに暮らしていることに感銘を受けていた。松岡弘之によれば、太田は会議と視察旅行で得た疫学的調査とＰＴＳ法の手法を学んだことで日本の隔離政策に疑問を抱き、帰国後直ちに宮城県下の癩患者部落における疫学的調査に取り組み、患者の生活の困窮と感染経路を関連づけて理解するようになったという[10]。

バンコクの国際連盟第一回国際癩会議で公式に決議されたことは、第一に癩の予防対策はある一つの手段の適用によって解決されるものでなく、癩を取り扱う手段は明らかに地理的、経済的、行政的、社会的条件と病気の発生程度に応じて変化するものであること（癩菌の感染力は低いが、衛生・栄養状態が低いと発症）。第二に治療なくして信頼しうる予防体系は存在せず、治療を早期にはじめるほど結果は良好なこと。第三に癩は伝染性の結核が治療しうるものであることに似ており、治療とは少なくとも細菌学的検査が陰性となり、他の活動性徴候が消失し、永久にあるいは不定期間そのまま停止の状態にあること。第四に癩の予防対策は体系的、医学的、教育的、立法的措置により達成されるであろう。しかし、それは隔離と伝染性患者の治療、特に診療所ならびに施薬所における初期患者の治療に備えることによらなければならない。また癩容疑者の定期的検査に対しても同じである。特別な処置は癩者の子どもを取り扱ううえでも、また治療の結果、自然治癒した患者に対しても行わるべきであること。

そして、第五に癩が非常に多い国は、本病研究のため研究室と医学的職業のための専門的課程と研究助手とを持つ研究センターを、少なくとも一ヶ所持つ必要がある。これらについて実施できない国は、訓練のため外国センターへ留学生を送るようにすること。第六にすべての医学校・医科大学の課程中に癩についての教授を含むようにしなければならないこと。第七に普通教育と宣伝の近代的方法により、癩に関して世人を教育することが必要なこと。第八に伝染性疾患の隔離は癩に対抗する広汎な戦線において必要な方法であるが、これを癩予防の唯一無二の方法とみなすことはできない。その欠点は、同時に適用される他の方法によって緩和することができる。隔離は伝染の恐れがありと認められた患者にのみ適用すべきこと。第九にいかなる治療法をとるにしても、優れた結果を得るためには適切な栄養状態と衛生条件を結びつけなければならないこと。第一〇に特効的治療として大風子油薬類、それらのエステルならびに鹸《けん》化《か》物が推奨できること。第一一に予防体系は予防医学と社会衛生学の精神とによって活気づけられなければならないとし、全一一項目にまとめていた(11)。

要するに、癩病治療は栄養状態や衛生条件を含むあらゆる社会的条件を踏まえて多角的に行い、定期検診と早期治療が予防の鍵になること。癩治療に通じた専門医の養成と癩予防に関わる広報活動が必要なこと。隔離は伝染の恐れがある者に限定し、外来診察と併用して行うべきこと。診療終了（退院）基準を設定したことが決議され、翌年国際連盟はそれをまとめた『らい公衆衛生の原理』を出版していた[12]。

太田正雄が「我等は従来癩病と云ふと直ぐ隔離」と考え、法律もそれを原則としていると述べていたように、絶対隔離は光田健輔、高野六郎（内務省）、村田正太（外島保養院長・医長）、河村正之（九州療養所長・医長）、林文雄（長島愛生園医務課長）、宮崎松記（菊池恵楓園長）らによって主導され、第二回万国癩会議までの協調路線から隔離を伝染性のある患者に限定した第三回のそれ以降、日本は独自の絶対隔離へと進むことになった。その一方で内田守（九州療養所医員）は患者の退所に関し『医海時報』（一九〇八、一九〇九号、一九三一年三月）「九州療養所の為に弁じ併せて軽快患者解放問題を論ず（一）（二）」において、隔離が継続された理由と、患者退所の試みとそれに応えない患者側の事情について次のように述べている[13]。

すなわち、「本邦の癩療養所と雖も設置の当初から隔離監禁本位のものとする積りはなかつた」であろうが、治療成績が思わしくなく、また扶養義務者のいない浮浪者が大多数を占めていた関係で患者の解放ができないままに過ぎ、世間では収容を「入獄と心得、終身禁錮と見做《みな》し」、病者はこれを恐れ厭い、隠蔽が増え、予防撲滅の成績が芳しくなかった。官立癩療養所で全治退院者があまり出ないのは医学的に全治者がいないのではなく、「扶養義務者無き為」「癩の全治者は遠からず再発する」「退所後の生活難」「遺伝思想による家族の迷惑」などのためであるという。

さらに内田は、ハワイのカリヒ療養所[14]では過半数を解放し、我が国の大島療養所（高松市）も解放し始めたと聞いている。九州療養所でも昭和二年（一九二七）九月より「臨床的治癒に達し伝染の危険なく、扶養義務者ありて、且つ本人が退所を希望する者を退所解放せしめ、年に一回当所又は村医の検診を受けしめて監視」することにしたが[15]、満三年半における退所者数は四名、昨年は皆無であった。希望者がたくさん出ると予想していたので驚かされたが、患者側の批評を聞くと「切（折）角解放して貰つても年一回検診を受けねばならぬのは面倒」などといっている。

その最大の理由は「社会の無理解の為に前科者扱いされること」「就職難」「退所条件を具備するものが比較的僅少であつた為」であろう。今後、癩予防法の改正、療養所側の宣伝、有資力者の入所が増えれば退所制度も活用されるはずで、この制度を設けてから「療養所職員の心境が著しく明るくなつた」。長島愛生園の林文雄のように「療養所の楽園化の為に療養所の当局者が患者の希望を質《ただ》さず、能動的に患者の退所を許さないと云ふ事は稍《やや》時代錯誤が無いでもない」と批判。

そして、九州療養所に逃亡者が多いのは「本妙寺付近の癩患者集合地がある為」で、近年は逃亡者も減少しつつある。その原因は「院内の一般状態が改善されつつあること」「特別の事情ある患者にて軽症なるものに限り一時帰郷を許す制度を設けたこと」「小使（遣）銭に不自由なる者に之を補助」しているためと述べていた[16]。

批判された長島愛生園医師の林文雄であるが、一九三一年国際連盟が癩研究員の派遣方を依頼してきたとき、内務省の選考により林の派遣が決まって、彼は三三年一月神戸港を出発して世界各地の癩収容施設を視察し、三四年横浜港に帰着していた。その報告書では「日本は東洋の盟主である。東洋の平和、文化開発の鍵を日本が握っている。しかして文化に最も関係のある癩に対してのみ責任がないと誰が言えよう。支那、印度、遠くアフリカを歩いたが、癩は今や燎原《りょうげん》の火の勢をもって拡がりつつある」。そのなかで日本の役割は「剣と弾薬をもってする武力の遠征」ではなく、「癩者に対する愛の遠征である。この日を来たらしめんために先ず日本を癩より潔めよ。療養所に隔離さるる五千の病者を思え。外にあって闇に苦しむ二万の病者を救え」と訴えていた。[17] 彼が出発した年の二月、日本は満洲侵攻の日本軍に対する国際連盟の撤退勧告を拒否し、三月には国際連盟脱退を通告していたため、報告書はそれを意識したものとなっている。林はさらに三五年六月台湾、沖縄の癩事情を視察、一〇月には新設の国立療養所星塚敬愛園所長（鹿児島県鹿屋市星塚）として赴任。敬愛する光田健輔の隔離主義と断種、家族主義を受け継いで苦難の道を歩むことになる。[18]

一九三一年六月北里が逝去し、同年一一月には渋沢栄一も逝去する。北里が亡くなった三ヶ月後には、関東軍が柳条湖の満鉄線路を爆破し、政府の不拡大方針にもかかわらず軍は独走しはじめ、国際連盟理事会の撤兵勧告とは関わりなく日本は独自路線を突き進む。その動きに合わせるかのように、癩政策においても日本は国際的な動向に背を向けることになった。

太田正雄は一九四一年一一月の癩通俗講演会（日本癩学会他共催）において、当時の研究状況を次のように振り返っていた。すなわち、癩は伝染病で接触により感染させることに疑いはないが、「唯解決を要する問題として、感染しやすい素質、感染しにくい素質とは何者であるか。感染しやすい素質といふものが遺伝するか、又胎内感染と云ふものが証明せられるかと云ふやうな事項が残つている」。俗間に癩は遺伝との考えも広く残存しているが、それは同じ家族、同じ血族の間に患者の発生がみられるからである。我々が東北地方で行なった癩の疫学調査でも、それは確認されたが、個人の栄養、生活環境、体質、健康の程度も含めて素質というのであるならば、素質というものがあるともいえるが、「学問の今の程度では確実に之を承認し難いものであり、況やその素質の遺伝と云ふやうなことは唯学問的の空想に過ぎない」。

また子宮内伝染というのも不可解で、それよりも生後の伝染のほうがさらに多いであろう。「癩を無くすには癩人との接触を避けさへすれば可《よ》いわけである。然し無論癩人の方が少いのであるから、反対に癩人を社会から隔離すれば可い。そして此方法が今癩根絶策の根本方針となつている」。しかし、すべての伝染病に対すると同様に「癩に対しても其正攻法は病者から其病原を無くしてやること」「伝染病の正攻法は化学療法」であるから、癩に対してもそれが求められる。

そして「我々は偶然家鶏が癩及び鼠癩に対して一定の感受性を有している」ことを一九三三、三四年に仙台（東北帝大医学部）で発見し、その後、伝研で実験を継続し、人癩、鼠癩を家鶏に接種し好成績を得て、現在累代接種（継代）が可能となり、すでに一一代に達し化学療法の研究に足がかりを得た。「我国は今や東亜共栄圏の諸国の指導者として、それらの諸国を強化し、其国民を健康にし、其文化を高めてやる責務を有している。癩治療法の研究の如きは、其使命の重要なるものの一である。近来我国に於ても癩の実験的研究を不急の問題と目《もく》するものが有るが、それは認識の不足に因るのであろう」と述べていた(『病理学雑誌』一－二、一九四二年)。

ここでは土肥慶蔵が打ち出した癩の素因論(癩病人の血統に存する素因が子孫の身体を培養基として癩を発症させるとする考え[19])や癩は胎盤を通して胎児を感染させ、また生後の母子における接触感染、それを核とした家族内感染の状況から生まれた遺伝説、その双方を太田は否定する。そして、疫学的見地から漸減していると推測される癩に対し、政府のしている絶対隔離にもとづく癩根絶策は人権のうえからも問題であり、それは癩患者らの生活基盤を奪い、家族・同族にまで癩の刻印を押しかねないものであるとし、普通の伝染病としての扱いと化学療法の開発を強く求めていた。

太田は一九三七年東北帝国大学医学部から東京帝国大学医学部教授に転任すると、化学療法開発の基礎研究・癩の末梢神経学的研究を伝研において開始する。だが、仙台ではじめていた人癩・鼠癩を家鶏に接種する実験は諸家による追試の結果、不確実なものとされ、四五年一〇月太田は癌のため入院先の東京帝国大学付属医院にて死去している。[20]

(1) おかのゆきお『林文雄の生涯』(九四―九六頁、新教出版社、一九七四年)によれば、結節癩と神経癩の病型分類に用いられる光田反応は、その後、光田配下の林文雄に追試を依頼し完成に至らせたことから、太田正雄は林氏反応として紹介するも、林は光田氏反応に固執したという。

（2）光田健輔『回春病室』二一九―二二三、二三六―二三七頁、朝日新聞社、一九五〇年。光田健輔『愛生園日記』八九―九三頁、毎日新聞社、一九五八年。

（3）『光田健輔と日本のらい予防事業』「癩問題の危機」「国際癩会議を顧みて」藤楓協会、一九五八年。成田稔『日本の癩〈らい〉対策から何を学ぶか』一四〇―一四一頁、沖縄県ハンセン病予防協会、一九九九年。犀川一夫『ハンセン病政策の変遷』六四頁、明石書店、二〇〇九年。犀川一夫『ハンセン病医療ひとすじ』一三五頁、岩波書店、一九九六年参照。

（4）らい文献目録編集委員会訳編『国際らい会議録』長涛会、一九五七年、国立国会図書館デジタルコレクションによる。

（5）『医海時報』「各国に於ける癩予防事業と国際協力――癩委員会幹事ビュルネル博士の報告」（一八九六、一八九七号、一九三〇年一二月。一九〇〇〜一九〇四号、一九三一年一、二月）と題して同委員会委員宮島幹之助が詳細に論述。

（6）安田佳代『国際政治のなかの国際保健事業』五六―五七頁、ミネルヴァ書房、二〇一四年。注3成田稔同書一五三―一五四頁。

（7）「第八回日本医学会誌」一九三〇年。注3成田稔同書五四頁。

（8）『木下杢太郎全集』第一七巻所収「長与又郎先生」、岩波書店、一九八二年。

（9）注3成田稔同書一五八―一五九頁。松岡弘之「太田正雄（木下杢太郎）のハンセン病研究について」『歴史評論』六五六号、二〇〇四年一二月。成田稔『ユマニテの人』五八―六三頁、日本医事新報社、二〇〇四年。

（10）右松岡弘之同論文。

（11）注4同。

（12）　森修一「ハンセン病対策の歴史と現状」日本ハンセン病学会発表、二〇一八年。
（13）　猪飼隆明『近代日本におけるハンセン病政策の成立と病者たち』二五二―二五六頁、校倉書房、二〇一六年。
（14）　一八六五年ハワイ王国が設置したモロカイ島の癩療養所で、患者の世話に当たっていたベルギー人のダミアン神父が罹患して死亡したことは日本でも知られていた。大谷藤郎『現代のスティグマ』七六―七七頁、勁草書房、一九九三年参照。
（15）　『衛生時報』（一〇八号、一九二七年九月）「症状軽快の癩患者　療養所仮退所　九州療養所　予算会議で付議」には療養所仮退所の条件として、一、本人の希望により退所後生計の途を有する者もしくは適当なる扶養義務者のある者。二、退所後生計の途を有する者はその生計の方法がいかなるものか。三、症状如何により退所後一定の期間において適当なる方法により症状の検診を受けること。四、仮退所の患者の症状、皮膚全表において癩結節、癩性浸潤を認めない者、皮膚全表において癩性皮膚萎縮あるも組織学的検査により癩菌を証明せざる者（下略）。五、退所の際の旅費は全部自弁とすることを求めていた。
（16）　注13同書二五二―二五六頁。
（17）　『愛生』一九三四年六月。
（18）　林文雄『世界の癩を訪ねて』長崎書店、一九三四年。注1おかのゆきお同書一四三―一五九、一九四―一九八頁。
（19）　川喜田愛郎は『近代医学の史的基盤』（下巻九二二―九二四頁、岩波書店、一九七七年）において、一九世紀半ばから二〇世紀初期のローゼンバッハ（O. Rosenbach）、ヒュッペ（F. A. T. Hueppe）、マルティウス（F. Martius）らが伝染病における細菌の特異的病因説に難色を示し、宿主側の素因や体質がもつ意味を論じていたという。

(20)『太田正雄(木下杢太郎)生誕百年記念会文集』所収「太田正雄先生と癩」(谷奥喜平)、同記念会、一九八六年。注9成田稔『ユマニテの人』八〇、九二―九九頁。廣川和花『近代日本のハンセン病問題と地域社会』二四二―二四三、二五四―二六一頁、大阪大学出版会、二〇一一年。新村拓『医療と戦時下の暮らし』七三、一四六頁、法政大学出版局、二〇二二年。なお、静岡県伊東市湯川にある木下杢太郎の生家には「医学者太田正雄」の展示コーナーが設けられている。

七　第四回万国癩会議以降の動向

第四回万国癩会議以降の国際的な癩委員会等については、日本からの出席もなくなるため簡略に決議内容のみを記すことにする。一九三八年カイロで開催された第四回国際癩学会では癩の主要病型分類と亜型、特殊的亜型に関する定義を採用し[1]、治療法に関しては大風子油およびエステルの投与を推奨。癩の疫学的調査において必須となる基礎的事項について勧告(疫学調査の重要性を認識)。癩の監理に関しては患者の発見法、蔓延防止のための施設隔離・患者家庭内隔離・村落隔離に関する条件(患者隔離の必要性)、接触者への対応、健康児への対応、教育および宣伝、特志(援助)団体について触れ、最後に癩菌培養研究の継続に期待を表明していた[2]。

キューバの都市ハバナで一九四八年に開催された第五回国際らい会議では、種々の病型があるらいの病型分類法を確立しようとしてきた歴史を振り返ったのち、四六年リオデジャネイロ会議において汎アメリカ病型分類法と称されたものについて説明。つづいて三八年のカイロ会議以来、目覚ましい進歩を遂げた治療法の紹介に移り、結節らいに有効なスルフォン剤、プロミン[3]、ダイアン、大風子油とその誘導剤に関する投与法と副作用と管理法について論じ、研究の余地が残るものとしてパス、ストレプトマイシン、ゴーリ油を挙げ、それらの併用にともなう問題点を指摘している[4]。

そして、一九五三年マドリードで第六回国際らい会議が開催され、日本から石館守三[5]らが出席。会議では感染の恐れのない患者の終生隔離を認めず、各国における法改正を求め、患者の社会復帰について言及。それらは五六年四月ローマに五一ヶ国の代表を集めて開催されたマルタ騎士団主催「らい患者救済及び社会復帰国際らい会議」において確認されることになるが、日本からも浜野規矩雄（藤楓協会常務理事）・林芳信（多磨全生園長）・野島泰治（大島青松園長）の三名が出席。同会議ではハンセン病患者に対する差別的な法律を廃止すること。偏見や迷信を除去するための啓蒙活動に取り組むこと。早期発見・早期治療の実施と隔離収容を是正すること。児童の感染を防ぐとともに未感染児童の施設収容を是正すること。患者の社会復帰を推進することがプロミンによる治癒・軽快の実績を踏まえて決議されているが[6]、日本の癩政策に変化をもたらすものとはならなかった[7]。日本は戦前の強制隔離による患者絶滅をめざした「癩予防法」、その一部を改正した「らい予防法」（一九五三年八月公布）のもとで、患者に対する強制隔離、療養所長の懲戒検束権、入所者の外出禁止といった政策が九六年三月まで維持されている。

（1）近年では発症初期の未分化型（I型）、小菌型（T型）、多菌型（L型）、その中間型（B型）に分類されている。
（2）らい文献目録編集委員会訳編『国際らい会議録』一七五―一九九頁、長涛会、一九五七年、国立国会図書館デジタルコレクションによる。
（3）一九四三年アメリカのカーヴィル・ハンセン病療養所のファジェット（G. H. Faget）がプロミン（Promin）の有効性を報告。
（4）注2同書二一八―二二七頁。
（5）四六年プロミンを独自に合成し四九年より全国の療養所でプロミンが使用されることになるが、耐性菌の出現により治療は八一年に確立された多剤併用療法MDTに移行した。森本和滋・宮田直樹「文献と証言から石館守三博士のプロミン合成法を探る」『薬史学雑誌』五三‐一、二〇一八年参照。
（6）注2同書三二九頁。
（7）大谷藤郎『らい予防法廃止の歴史』一八七―一九五頁、勁草書房、一九九六年。

第三章のまとめ

北里は一八九二年から一九〇二年までのおよそ一〇年間、癩病の細菌学的研究に取り組んでいたが、北里の癩病研究に関する報告によれば、癩は結節癩と麻痺癩の二種に病型分類できること、染色が可能で赤い桿菌であること、結核菌と同類の抗酸菌であること、欧州では孤島に隔離したことで患者が絶えていること、癩菌の伝染経路が未詳で純粋培養もできないため癩病の病像を明確に捉えることが困難なこと、菌の潜伏期間が非常に長いこと、結節や潰瘍に菌がいるので癩病者との接触に注意を要すること、患者を隠蔽する家が多く患者数の正確な把握が困難なこと、予防撲滅には肺病予防よりも金がかかること、文明国日本の体面を保つうえからも患者を大きな島か広い場所など一箇所に隔離し、彼らに職業を与えてそこで生涯を終えさせるようにするのがよいとの考えを表明しており、高野六郎も同趣旨の発言をしていた。

一九〇九年ノルウェーで開催された第二回万国癩会議では、的確な治療法がない現在では患者を隔離することが望ましいとの決議がなされ、それを受けてドイツ・アメリカ・フィリピン・ハワイでは隔離政策が推進され、日本では北里、土肥慶蔵、山根文策らが隔離を主張し、帝国議会における法律第一一号「癩予防に関する件」の成立に関わる審議にも影響を及ぼしていた。万国癩会議において北里が行なった講演では世界的にみても早い疫学調査にもとづく癩患者の実態と、子猫やオランウータンを用いた癩菌の細菌学的研究を報告していたが、この研究は後年、志賀潔らに受け継がれることになる。

浮浪癩病人の囲い込みを規定した法律第一一号は、医師の届出義務や私宅療養の際の消毒義務などを定め、全国に二つ以上の道府県を指定して公立癩療養所の設置を求めていたが、地方財政の逼迫により規模が縮小され、また議会で論議されてきた予防撲滅とはかけ離れた内容であったため、政治家や医学者などの間から不満の声が上がり、改正に向けた動きが出た。

保健衛生調査会が聴取した公私立癩療養所長の意見を集約した答申（一九二〇年）を受けて、絶対隔離・強制収容を定めた癩予防法が一九三一年公布され、無癩県運動・民族浄化運動の展開をみることになる。一九二三年の第三回万国癩会議以降、日本は癩病患者の人権に配慮を求める世界の潮流からも外れていく。光田健輔の人権を無視した絶対隔離策は各国の癩療養所を視察した太田正雄、そして内田守から時代錯誤との批判を受けている。一九三一年六月北里が、同年一一月には渋沢が亡くなり、同年日本は満洲事変にはじまる長い戦争の時代に突入。癩療養所は患者懲戒検束権を持つ所長のもとで飢餓と過労の支配するところとなり、患者の苦しみは増した。その後の国際的な癩会議の動向についてはは概略を記すにとどめた。

第四章　急性伝染病ペストと衛生

一　相馬事件と検疫事業における高木友枝の働き

一八五八年九月生まれの高木友枝が東京大学医学部（八六年に帝国大学医科大学に改称）を卒業したのが八五年五月、一方、五三年一月生まれの北里柴三郎の卒業は八三年七月であった。日本医師会主催北里男爵追悼会で語った高木の追想によれば、北里は在学中に同盟社（弁論部）を結成して演説会を催していたこと、学生の世話にあたっていたこと（高木も同盟社に所属）、卒後は高給取りの府県立病院長ではなく、給料の安い内務省衛生局の技手になったことを聞いて、「当たり前の人とは違う偉い人」という認識を北里に対して抱いたとある。(1)

高木は一八八五年五月に卒業し、自ら「凡人の道」と称する病院長を選んで、同年八月福井県立病院長となる。『東京医事新誌』（四二一号、一八八六年）には八六年福井県の公立坂井病院（元は県立福井病院の分院）において、生前に病体解剖を志願していた患者の死亡により親族が連印して病院に解剖を出願。病院では県令（知事）に上申して許可を受け、県立病院長（県立医学校付属病院のことか）の高木友枝が執刀。医学生徒および郡下の開業医二〇名余が傍観（見学実習）し、三時間にて解剖は終了。その後、親睦宴会の席上において義金を募り、その一部を祭祀料として遺族に与え、残金は建碑費に回して石碑を寺に建立、「永く後世に其篤志を残さん」ことを計ったとある。

一八八八年五月高木は福井を去り[2]、同年六月鹿児島県医学校付属病院長に転じているが、同病院は八八年の勅令（府県会における民力休養、医学校経費の節減要求、政府による官立医学教育体系の完成などを踏まえて、同年以降、府県立医学校の費用は地方税をもって支弁することを禁じるもの）[3]により廃され、病院は私立鹿児島病院となっていた。北里がドイツ留学から戻って九二年設立の伝研所長に就いたことを聞いた高木は、病院との契約期限を迎えていたこともあって病院を辞職し、九三年伝研助手として入職するが[4]、この人事には衛生局長後藤新平が関与していたともいわれている[5]。

後藤に関する高木の回顧によれば、医学部三年生であった私（高木）の貧弱な下宿に、内務省衛生局准奏任御用係（八三年一月任官）の後藤が馬に乗って来て、晩飯を食って帰られることが一度ならずあったこと、後藤に対し「眉目清秀、談論風発、まるで竹を割ったような人」という印象を持ったこと、大抵の医者がしている「黄八丈《きはちじょう》の着物に黒縮緬《ちりめん》の羽織」という装いでなかったため「医者らしくない医者」とも感じたといい、また一八八二年四月自由党党首板垣退助が岐阜で暴漢に襲われたとき、いち早く駆けつけた後藤をみて「遣《や》り手」と思ったが、それは政府から謀反人とみなされていた板垣のところへ官命も受けずに、任地（愛知県医学校長兼愛知病院長）を離れ治療に行ったからであって、「凡人では決行のできない事柄」であったとも述べていた。(6)

世を騒がせた相馬事件、すなわち、相馬藩主の誠胤《ともたね》が精神病であるとして自宅監禁、東京府癲狂《てんきょう》院に入院させられたことに対し、旧藩士の錦織剛清《にしごりたけきよ》が疑問に思って相馬家を告発した事件では、一八八七年入院中の誠胤を連れ出した錦織をかくまうという行動に後藤が出ていた。九三年誠胤が急死すると、錦織は相馬家による毒殺であるとして告訴。それに対し相馬家では錦織を誣告《ぶこく》罪で訴え、後藤は錦織を教唆《きょうさ》したとされて拘引されることになる。後藤の監禁は長引き、彼は衰弱して保釈願が九三〜九四年にかけて一二通も出されていたが、その保証人には安場保和（後藤の義父）、北里柴三郎、金杉英五郎（東京病院医師）がなり、高木が診断書を書いていた。その診断書には後藤の母利恵（六七歳）が高齢で難症のリウマチを患い、「危篤に迫るやも計り難きもの」と書かれており、利恵の主治医という立場で高木は作成している。(7) 後藤の保釈は九四年五月、そして無罪の確定をみる一二月まで長い休養に入るが、それが彼の志である衛生立国に向けて飛躍する契機となった。

なお、北里が一九一二年一月二五日、研究所の者との雑談のなかで次のように語っていたと、北里柴三郎記念博物館所蔵資料にみられる。すなわち、「後藤は安場の玄関番にて（東北某知事たりし時の）后《のち》、名古屋病院長となりし時、安場も愛知県知事として其時安場の婿の約束をなす。后上京の上、婚礼ありしなり。長与未亡人、其当時奔走せりとの話なり。内務衛生局に長与局長となり、後藤は技師、北里は雇技師なりし后、北里獨逸（ドイツ）より帰朝して技師となり。後藤が相馬事件にて罪に坐せし時、某高利貸、安場の処へ談判に来たり。其証書へ安場と北里に裏書せよとの請求にて、安場（は）直に北里を呼（び）向ひたり。此時、北里曰く、果して後藤か（が）借（り）たものか否か不分明なり。後藤入□（獄？）中は不取合《とりあえ》ずと断はらしめたるか（が）、今日にては実に好決断なりしに、後藤出獄の上、聞（い）たら其方が宜しかりしとの事なり云々」。

さらにつづけて「又後藤入獄中は長与も石黒も長谷川も敬遠主義を取りて、一切取合はざりしと嘆じ、出獄の処、後藤糊口に窮し、或は研究所に入り度《た》き希望なりしか（が）、其不可を説き、北里当時月給百円斗《ばか》りなりしか（が）、北里は外来の診察料等にて衣食し、給料百円斗りは其侭《そのまま》後藤方へ吉澤に持たせ遣りて、殆と（ど）半年斗り救ひたり。前の高利貸し（の）件及此件とも誰れも知る人なし。余も後藤の死す時、話さんと思ひたり云々と嘆息せり。後藤は其后、日清戦後の大消毒にて児玉に取入り、丁々拍子に昇進せり云々」とのことを聞いて、聞き手は「実のある話なり」と記していた。

一八九五年四月、日清戦争終結にともなう帰還兵に対する臨時検疫業務は後藤を飛躍させる契機となっているが、そこには北里、高木、後藤三者による連携があった。陸軍省医務局長石黒直悳の発案により検疫所の設置が決まり、石黒と検疫部長の児玉源太郎陸軍次官の推挙によって検疫部事務局長に抜擢された後藤は二ヶ月余で広島県安芸《あき》郡似島《にのしま》、山口県下関彦島、大阪府桜島に臨時陸軍検疫所（消毒所）を建設する工事に取りかかって、不眠不休の日々を過ごすことになる。『臨時検疫局検疫委員復命書』(8)によれば、五月二六日北里は蒸気消毒汽罐（ボイラー）試験の嘱託を受け、助手の浅川範彦（のちに伝研部長、細菌学・免疫学）とともに出かけ、六月一二日までに三ヶ所を回って蒸気消毒汽罐の適否の試験を実施する。試験成績の復命書には「（装置が完成されていないものを除き北里が）試験したる諸件の実施に注意せは（ば）、従来の蒸気消毒執行法に依り三十分間内に完全なる消毒の目的を達することを得へし」と記されており、突貫工事であった様子が知られる。

検疫業務がはじまると、検疫所避病院では多数のコレラ患者を収容することになった。そのとき福沢諭吉は一八九五年四月一一日の『時事新報』(9)において、台湾の膨湖《ぼうこ》諸島における我が軍隊中にコレラが発生したことを伝え、「戦地に於ける伝染病の予防は頗る困難」なことであり、本土と異なる気候のもとで兵士は「山野に起臥し風雨に暴露して時として衣食さへ十分」になく、栄養不足も加わって悲惨なことになるが、今回の臨時検疫所の設置は「悪疫の内侵を予防する計画」にして、「全力を尽くし足らんには或は能く禍を免かるることある可し」などと論じていた。

多数のコレラ患者を収容している避病院をみていた後藤は「病理上の研究を遂げる好機会」と捉え、陸軍省医務局と謀って研究に従事できる軍医の派遣を依頼。だが、適任者が得られなかったところから、陸軍大臣から内務大臣へ依頼文書を回してもらい、伝研の治療部長となっていた高木を似島検疫所事務官として迎えるべく対処する。高木は似島において六頭の馬からコレラ血清を製造し、それを患者に試みる治療をつづけていたが、衛生局長に返り咲いていた後藤宛に送った高木の私信（九月五日付け）によれば、最近では患者が減って入院は二、三名ほどとなり、治療成績は良好であるが、ただ瀕死の患者にも血清を用いているため、統計上は伝研で行なっているような好成績は得難く、四分の一くらいの患者は死亡していると記すとともに、このような機会を得て血清療法ができたことに感謝しているといい、また伝研が多用であることを知りながら、ここで悠々と研究しているわけにもいかないので、九月一〇日ごろまでには帰京したいなどとも言っていた。検疫部広島出張所は八月二〇日に閉鎖となり、後藤は帰京。検疫所のほうは桜島に設置されたものが九月一五日、似島と彦島のそれは一〇月三一日に閉鎖となった。(10)

九月一〇日ごろまでには帰京したいと言っていた高木であったが、一八九五年五月二五日芝公園弥生会館で開催された大日本私立衛生会第一三次総会に出席しているので、ときどきは上京していた模様である（『中外医事新報』三六五号、一八九五年）。総会では北里が開会を告げ、高木は「内国衛生上の景況」を報告していた。なお、新たに選出された役員名簿には土方久元（会頭）、長与専斎（副会頭）、北里（評議員）、後藤（同）、石黒直悳（同）らの名がみられる。

総会につづく大日本私立衛生会第一〇七常会において、高木は「治療血清製造取締の必要」について演説。すなわち、すべての薬品は化学的検査によって純粋であるか、交じり物があるかということは鑑別がつくが、「黴菌学者が拵《こしら》へ上げたる血清は、化学者（の）今日の程度では是が本当の良ひ血清であるか、或は又怪しひ血清であるかと云ふことは到底判別することは出来ない」。鑑別は黴菌学者のみが可能なのである。(11)動物を用いて調べるにしても、動物は病毒に対して感受力に強弱があるので、血清の働きを見極めるのは至難のことである。それゆえ、血清を信用のおけないところで作ることは危険であるから「国家は国立の制を取つて信用ある黴菌学者に血清の製造を任せるが至当」である。もしそれができないのであれば、せめて「血清製造に対する一定の取締」というものを設けなければならない。取締を設けるということになれば、動物を飼う厩舎は相当の構造を持つものでなければならず、また消毒装置に対しても十分な取締が必要である。殊に一番大切なのはそれを管理するところの人物であると強調していた。

(1) 堀川豊永編『近代日本の科学者』第一巻所収、高野六郎『北里柴三郎』六―七頁、人文閣、一九四一年。長木大三『増補　北里柴三郎とその一門』二三五―二三八頁、慶應義塾大学出版会、一九九二年。石原あえか・森孝之・大久保美穂子編『高木友枝――台湾衛生学の父』「北里門下における高木友枝の位置づけ」(森孝之)、北里研究所、二〇一八年。

(2) 北里柴三郎記念博物館所蔵「県立福井病院長退職辞令」。

(3) 新村拓『近代日本の医療と患者』一七四―一七九頁、法政大学出版局、二〇一六年。

(4) 北里柴三郎記念博物館所蔵「伝研助手辞令(年俸九百円)」。注1石原あえか・森孝之・大久保美穂子編同書「高木友枝資料目録」を参照。

(5) 注1長木大三同書二三八―二三九頁。

(6) 鶴見祐輔著・一海知義校訂『正伝・後藤新平』第一巻三二八―三二九、四二〇頁、藤原書店、二〇〇四年。

(7) 右同書第二巻一六二―一六六頁。

(8) 『北里柴三郎論説集』二七八―二八三頁、北里研究所、一九七七年。

(9) 『福沢諭吉全集』第一五巻所収『時事新報』岩波書店、一九六一年。

(10) 注6同書第二巻三五八―三六〇、三六七頁。北里柴三郎記念博物館所蔵「似島検疫所医学士高木友枝宛後藤新平事務官長」の電報二通(一八九五年八月)・「高木友枝宛後藤新平書簡」一通(一八九五年九月)。
(11) なお、東京帝国大学医科大学に黴菌学講座が設けられ、竹内松次郎が教授に就いたのは一九二一年であった。

二 評判の高い血清療法を担った北里柴三郎

本書第一章で触れたように、一八九二年一〇月福沢諭吉らの支援により設立された私立の伝研は、翌月大日本私立衛生会の所属となって財政援助を受けることになり、北里はドイツ留学中にベーリングとともに開発したジフテリア毒素に対する血清(抗毒素)の研究に取りかかっている。それには福沢も期待していたようで、九六年二月の『時事新報』において福沢は、近頃評判の高い血清療法とは「人工を以て羊、モルモット、或は馬等の下等動物を免病質とし、其血液を搾り取り、冷気を加へて凝固を防ぎ、先ず血球、次に繊維素を沈殿せしむれば、淡黄色の液体の上部に遊離」するところのもの、すなわち血清を「人体に注射すれば其人体も亦免病質(免疫)となりて毒物の毒を感ずることなしと云ふ。其成績を見るに、北里博士の虎列喇(コレラ)血清療法は実験の日尚浅くして未だ十分の成績を挙げざるものの如くなれども……実扶的里(ジフテリア)血清療法の如きは既に顕著の偉功を奏」していると記していた。[1] なお、この原稿を書くための資料は福沢が北里に請求し、北里は高木友枝に資料を揃えるよう依頼したものであった。[2]

ちなみに、一八九九年二月の大日本私立衛生会伝染病研究所編『伝染病研究所一覧』によれば、本伝染病研究所付属病室が九四年二月一七日に開設されて以来、九九年三月三一日までに収容した患者数は三五〇七人で、そのうちジフテリア血清療法を使用した成績は、二八五六人のうち死亡者が二九二人、入室を要しない健児またはジフテリア類似症患者で同血清予防注射を施した者が六二五人であったと記載されている。[3]

血清製造の業務は主に獣医師の梅野信吉（のち北研部長）が担っていたが、当時は製造量も少なく輸入血清に比べ力価の低いものであった。力価の高い輸入品は高価であったため、偽造血清が世間に出回って弊害を生じさせていたところから、高木がその打開策を第一〇七常会で提言。一方、内務省衛生局長の後藤は日清戦争後の帰還兵に対する検疫所での血清効果に着目し、また民間業者による粗製乱造を防ぐという意味からも、高木が提言する以前より国立血清製造所の設立を画策し、北里に対して私立伝研での血清製造事業を国営に移すよう働きかけていた。伝研にとって大きな収入源となる血清事業を手放すことに反対する者もいたが、北里が後藤の勧めを受け入れたことで、国立血清製造所の設立が九六年一月第九回帝国議会において承認されている。

高野六郎によれば、「（大学教授に）時には薬屋の看板見たいなやうな先生も居た。偶々《たまたま》細菌学などを修めたと見ると、所謂研究所を開いて不要のワクシン（ワクチン）類を発売して小利を狙ふものも少なくない。大体官立の大学病院や研究所が自給自足で行かうなどと云ふのが悪い標本である。研究と営業とが合同するので学問の品位が低下する。研究をすぐ小銭にかへることを喜ぶ学風は反省してほしいものである……一の極端な事例を挙げて見よう。日本ほど官民共にワクシン屋の多い所はあるまいと思ふが、それは極めて軽易な細菌学の知識と些細な作業設備で商売が出来るからであり、且つそのワクシンが公衆衛生上かなり需要があるからである……消化器伝染病の予防の本道は別に存するのだが、予防注射さへやつておけば一応責任解除といふことになるので、多少良心によからぬことがあつても、予防注射に勉励する実状である」と、ワクチンの流行が衛生行政を歪めることになっていると批判していた[4]。

国立血清製造所（のち血清薬院に改称）では予算を組むにあたって、製造費用が高い血清と国立痘苗製造所（牛痘種継所より改称）が作る製造費用の安い痘苗とを組み合わせる操作をし、予算上は血清製造所と痘苗製造所は一体のものとして扱うことを常としていた[5]。もともと和牛は結核にかかりにくいものであるが、洋牛との交雑が多くなって結核に罹患するものが増えていたため（『医海時報』「和牛と結核との関係に就て（北里柴三郎）」五四四、五四五号、一九〇四年一一月）、採苗後に仔牛を撲殺解剖して結核の有無を調べる必要があり、そのため相当の経費を要していたのである。それを改善するために、北里と梅野は仔牛に対しツベルクリン熱反応を用いて結核の有無を調べ、また石炭酸で痘苗中の雑菌を滅殺する方法を確立。それにより痘苗製造費用を引き下げることができたという[6]。

一八九六年三月血清薬院の官制が公布され（庁舎は芝区芝公園、厩舎は同区白金）、内務省技師高木院長、伝研所長北里顧問という体制で血清薬院が発足。九九年血清薬院は伝研の内務省移管にあたって痘苗製造所（北里は所長心得）とともに伝研に併合されている（前年台湾総督府民生局長に転出した後藤の意向を受けた新衛生局長長谷川泰のもとで実施）。血清薬院ではジフテリア血清とペスト血清・ペスト予防液の生産量が他の血清に比べて多かったというが、それは伝研助手であった北島多一が九七年ドイツのマールブルグ（Marburg）大学にいたベーリングに師事して血清製造を学び、九九年に帰国してから血清の力価が著しく向上していたこととも関係していた。(7)

（1）『福沢諭吉全集』第一五巻所収『時事新報』「血清療法の将来」、一九七〇年、岩波書店。
（2）石原あえか・森孝之・大久保美穂子編『高木友枝――台湾衛生学の父』「初代血清薬院長としての高木」（石原あえか）、北里研究所、二〇一八年。
（3）国立国会図書館デジタルコレクションによる。
（4）高野六郎『予防医学ノート』三四二―三四三頁、河出書房、一九四二年。
（5）小高健「血清薬院」『日本医史学雑誌』三四 - 三、一九八八年。宮島幹之助『北里柴三郎伝』七〇―七一頁、北里研究所、一九三二年。鶴見祐輔著・一海知義校訂『正伝・後藤新平』第二巻五六〇―五六四頁、藤原書店、二〇〇四年。
（6）添川正夫『日本痘苗史序説』八九―一〇八頁、近代出版、一九八七年。中瀬安清「北里柴三郎博士のライフワーク　結核の予防・撲滅」北里研究所『The Kitasato』四九号、二〇〇六年冬。
（7）注5小高健同論文。注4同書二七七頁にはジフテリア血清の研究に捧げた篤学の士である北研の血清主任肥田博士について触れている。

三　香港で発見されたペスト菌

後藤が相馬事件で保釈されて静養中であった一八九四年、清国雲南省からペストが広東省にまで拡大。いよいよ香港に入って大流行の様相を呈するに至った五月一二日、香港領事中川恒次郎は外務省に連絡をとる。衛生局長高田善一が外務省に聞けば、コレラとは異なる伝染病であるとのこと（日本では明治三〇年以前にペストの流行はない）。その情報を保健課長から聞いた高木友枝は、図書館の文献によってすでに消滅したものと思われていた恐ろしいペストであると確信し、急いで北里を派遣しペストの調査をするように具申する。外務省は香港を経由して多数の労働者を受け入れていた港湾での船舶検疫を実施するように命じ、また調査団の派遣を決める(1)。

一八九四年六月五日帝国大学医科大学教授で病理学・臨床的研究を担う青山胤通を団長に、内務省技師で黴菌（細菌）学的研究を担う北里ら六名が米国船に乗って横浜港を出航。一二日香港に到着すると、香港政庁のラウソン（J. A. Lowson）医師らと協議。解剖・研究場所を確保し研究資材を整えて一四日より調査研究に入る。同日、入手した屍体を青山が執刀。北里は臓器の塗抹標本を作り、アニリン色素で染色して顕微鏡で観察。同時に血清寒天の培養基を用いて培養し、その培養物（菌）

を南京鼠（マウス）に接種していた。併せて重症患者から採取した血液から分離した菌を南京鼠・海豚（モルモット）・家兎（ウサギ）・家鼠などに接種すると、それらすべてが四日以内に死亡。死体の臓器からは同じ菌を検出していた。以後、一八日までに五体の剖検、三〇人の重症患者からの採血と検査を行い、その結果を次のようにまとめている。すなわち、ペスト菌はコッホの三条件を満たしていることを確認し、ペスト菌は患者の血液と脾臓などの内臓にのみ存在し、ほかの伝染病患者には存在せず、純粋培養した菌を動物に接種した場合に人と同じ症状を引き起こしていたことを明らかにしたうえで、ペスト菌を発見した旨を公表した[2]。

発表を急いだ背景には、立ち上げたばかりの伝研の名誉がかかっていたこと。出張が一ヶ月という短期であったこと。日清戦争勃発（七月二五日）の気配が濃厚であったこと。パスツールの弟子で仏領インドシナ（仏印）のパスツール研究所にいたエルザン（A. Yersin）が仏政府と研究所からの要請で香港に出張、六月一五日から調査研究を開始していたことがあり[3]、発見の優先権を意識せざるを得なかったことなどが考えられている。七月の官報に寄せた北里の復命書には「グラム氏複染色法を用ひるや否やは、後日を俟（ち）て之を報道すべし」と記されており、菌の判別分類に用いられるグラム染色法によって菌が脱色するか否か（脱色しなければ陽性）を見極めないままに、短報と詳報を週刊医学雑誌ランセット（Lancet）に送っていたのであった（八月一一日号と二五日号に掲載）。

なお、竹田美文によれば、石神亨の論文（一九〇〇年）を引きながら、九四年当時にあってはグラム染色の試薬も染色法も標準化されておらず、結果が一様でないことが多かったので、北里はペスト菌のグラム染色法をはっきりさせることができなかったのではないかといい、また肺炎球菌を含むレンサ球菌による二次感染はペスト患者によく起ることで、北里菌にそれが混じっていたことは確実であるという(4)。

北里の「演説　細菌学大意」(一八九六年)には、細菌の純粋培養に使用する培養基は肉汁一五〇㌘、ペプトン一㌘、食塩半㌘を加えたもので、肉汁は酸性反応を呈するため重炭酸ソーダ飽和液を滴加して中性、あるいは弱アルカリ性とすべきである。その理由は、諸種の細菌は酸に対して抵抗力が弱く、発育に支障が出るためである。固体培養基はこの液体培養基に膠、あるいは寒天を加えて作るのであるといい、そして病原を研究するうえで必要な三原則、すなわち「或る疾病の原因となるべき細菌は毎常其疾病に伴ふて存在せざる可らず」「或る疾病の原因となるべき細菌は他の疾病に随伴すべからず」「或る疾病の原因となるべき細菌を純粋培養して動物試験を施すに際し、動物は其病と同一、若くは類似したる疾病に罹らざる可らず」の三つに適合するものを病原菌とみなすとある(5)。北里はゼラチン培地の試験を正しく行うには、香港の気温が高すぎることに気がつき、寒天を混合したゼラチン培地を用いて菌液を穿刺《せんし》(注入)していたのであった。

北里がペスト菌を発見したと同じ時期に、同じ場所にいて競り合っていたエルザンも六月二〇日ペスト菌を発見。アニリン色素で容易に染まるが、グラム染色法では染まらず(陰性)、マウス、ラット、モルモットに感染組織・培養菌を接種すると、感染後二～五日後に死亡、ハトは死ななかったと記した報告をパスツール研究所年報とランセットに送っていた。その後、香港から帰京した青山胤通はペスト菌に血液菌（連鎖球菌）とリンパ腺菌の二種があり、北里菌はレンサ球菌であると報告（九五年九月）。また九六年台湾で流行したペストの調査に当たった緒方正規（北里と同郷で帝国大学医科大学衛生学教授）と山際勝三郎（同大学病理学病理解剖学教授、一九一五年ウサギの耳に石炭タールをつけ人工ガンを発生させる）はペストがグラム陰性であったと報告していた。

北里は九七年一月に発表した「ペスト病原因調査第二報告」おいて、ペスト菌は桿状・双球状・連鎖球菌状を呈していて培養基中においても形状が変遷し、グラム染色法で脱色しない（陽性）と発表。ドイツ留学中の府立大阪医学校教諭佐多愛彦は、コッホのもとに九四年北里より送られて来ていた実験記録および分離菌と、パスツール研究所にエルザンより送られていた標本を比較研究しており、その報告（一九〇〇年）によれば「両菌株は細菌学上、本来の相違あるにあらず」と記載。同じく比較観察したドイツの研究者ツェットノウ（H. Zettnow）もエルザン菌と北里の浸出液標本にみられる菌との間に、何らの相違はないと報告していた[6]。

北里菌とエルザン菌のつづきは次節に回すことにして、話を九四年六月の香港の現場に戻すと、二六日最後の剖検を行なった青山、剖検を手伝った伝研助手の石神亨、香港在住の中原医師の三人は、一、二日後にペストに感染した症状が現れたため入院となる。人事不省に陥った旨を北里が内務省に打電。それを受けて高木友枝と大学助手高田畊安《こうあん》（のち東洋一のサナトリウムを神奈川県茅ヶ崎に設けた結核研究者）が慰問と看護要員として七月一四日香港に派遣されることになった。

高木の派遣に関して高木の教え子である杜聡明《とそうめい》（台湾総督府医学校卒業、台北帝国大学医学部教授、台湾医学会長）は次のように追想している。すなわち、香港にペストが発生したとき、高木先生も行きたかったのだが、北里先生から養生園の留守をしてくれと頼まれたので随行しなかった。その後、青山・石神両氏がペストに感染したとの連絡を受けた長与専斎局長が高木先生に意見を求められ、「医者を送る必要がある」と答えたところ、局長は文部大臣に高木が医師を送れといっているのだから高木を派遣しましょうと述べ、それで香港行きが決まったのであるといい、さらに高木先生は「北里先生のペスト菌発見を誤つたのは、エルザンよりも細菌学の知識を余計持つておつたことに依るもので、北里先生は当時血清培養基をもつておつたので、培養の二日目に混合感染の雑菌が生え、エルザンの可検患者は混合感染でなかつたと見え、普通の寒天培養基に三日目に本当のペスト菌が生えて来たに依るものである」と申されたと述べていた(7)。

さて、人事不省に陥った青山・石神両氏はラウソン医師らの懸命な看病を受けて回復。一方、中原はその甲斐もなく死去する。高木らが香港に来てまもない七月二〇日に北里は香港を出航、三〇日に帰京。随行していた医科大学四年生の木下正中（のち東京帝大教授）はそれよりも早く七月一一日に、石神は八月三日に香港を出航。青山とその助手宮本叔（のち東京大学教授、細菌学者）、高田、高木の四人は八月二一日に出航（おそらく内務省の岡田義行も同行）。これにより三ヶ月にも及んだ調査研究は終了。一一月北里はペスト菌発見により叙勲、命が危ぶまれていた青山は香港にいた七月に叙勲していた。

（1）中瀬安清「北里柴三郎によるペスト菌発見とその周辺」『日本細菌学雑誌』五〇‐三、一九九五年。

（2）北里柴三郎記念博物館所蔵「高木友枝宛伝研所員一同書簡」「ペスト病の原因調査第一報告」。官報「ペスト病調査復命書」一八九四年七月三一日、八月一日、国立国会図書館デジタルコレクションによる。

（3）太田正雄によれば、仏印の研究所でペスト菌の純粋培養を得たエルザンがパリに戻って研究。抗ペスト菌血清を得てから一八九五年再び仏印に戻り、馬を使って大量の血清を製造。翌年六月その血清で広東、マカオの患者二六人に使用し好成績を得る。しかし、仏印の研究所では馬の伝染病が勃発し、馬が死に絶えてしまったため新たにパスツール研究所を創設するに至ったのであるといい、その間の事情を紹介している。『木下杢太郎全集』第一七巻所収「仏印に於ける医学研究所（太田正雄）」、岩波書店、一九八二年参照。

（4）D. J. Bibel, T. H. Chen／竹田美文・清水洋子訳「ペストの診断――エルザン菌対北里菌論争の解析」『日本医事新報』二八〇七、二八〇八、二八〇九号、一九七八年。藤野恒三郎『藤野・日本細菌学史』二一五―二二四頁、近代出版、一九八四年。注1中瀬安清同論文。砂川幸雄『第一回ノーベル賞候補　北里柴三郎の生涯』七八―八三頁、NTT出版、二〇〇三年。福田眞人『北里柴三郎』一六一―一六八頁、ミネルヴァ書房、二〇〇八年参照。

（5）『北里柴三郎論説集』三五〇―三五一頁、北里研究所、一九七七年。

（6）注4竹田美文・清水洋子訳同論文。藤野恒三郎同書二三五―二四四頁。福田眞人同書一六九―一八一頁。小高健『伝染病研究所』七四―八四頁、学会出版センター、一九九二年。野村茂『北里柴三郎と緒方正規』一〇一―一一一頁、熊本日日新聞社、二〇一三年参照。

（7）高木友枝先生追憶誌刊行会編『高木友枝先生追憶誌』「高木先生に対する感謝」、高木友枝先生追憶誌刊行会、一九五二年、国立国会図書館デジタルコレクションによる。

四　ペスト菌騒動の終結

一八九五年北里は臨時検疫局委員に任命され、高木友枝は同年九月伝研治療部長に就任するとともに、海港防疫指導のために各地を回っていた。ペスト患者が毎年のように発見されるようになったことから、北里は九八年ペスト馬抗血清の製造を開始し、一九〇〇年より予防接種の普及活動に努めている。(1)(2)

一八九九年一一月神戸と大阪でペスト患者の発見が相次いでいたため、高木は一二月同地へ出張して臨時ペスト予防事務局を設置する（この件は次節に回す(3)）。北里も北里菌への疑惑が深まっていたこともあって、ペスト菌を確かめる機会と捉えて同地に急行。中央衛生会では調査研究のため緒方正規、中浜東一郎（元内務省東京衛生試験所長）を神戸に派遣。緒方と中浜は神戸において北里と面談することになるが、北里がいうには、香港では末期の敗血症を起こしている患者の血中にある菌をみていたのだが、今回は初期よりペスト患者をみており、それはエルザン菌であったと。

そのことに関して中浜東一郎は「ペスト病調査報告」（『内外医事新報』四七六号、一九〇〇年）において次のように述べていた。すなわち、現地に急行した北里はペストであるといっているが、中央衛生会では「ペストなるや否不明なりと論ずるものあり。ペスト病の病原はエルザン氏か（が）発見したる所謂エルザン菌なるは学者間の輿論」にして、多数の学者がこれを是としているだけでなく、欧州の多数の学者も同意見である。それにもかかわらず北里は「自己が発見したりと称する一種の細菌を以て本病病原」となし、また中央衛生会委員である長谷川泰衛生局長は本年七月六日の会議において決議した旨意に反し、「ペスト菌はエルザン菌及北里菌である旨を各海港検疫所に通牒」。そのため神戸市の急性病が真性のペストであるか否かを確定する必要が出て、中央衛生会から私（中浜）と緒方が一一月に派遣されることになった。結果は真性のペストでエルザン菌によって発生したものであったと。

それに対し北里は次のように述べている。すなわち、香港において調査中にグラム染色法で脱色する菌を認めてはいたが、当時はゼプチケミー（敗血症）を起こした患者が多く、「其血液及腺腫中には毎《つね》に本員（私）の分離したる細菌」も存在していた。今回、神戸で腺腫を検査すると「エルザン菌の所謂グラム法によりて脱色する所の細菌多く、或る場合に於ては殆と全く純粋に同菌のみを認むることあり。因《よ》（つ）て尚調査を進めたる結果、所謂腺腫ペストなるものはエルザンの唱導せるグラム法に脱色する細菌か（が）其原因たることを更に確認」したといい、エルザン菌がペスト菌であることを認める報告をしていた。[4] ペスト菌がエルザン菌に統一されたことで、長谷川泰衛生局長の通牒が引き起こした検疫現場での混乱も収束することになった。

北里が提出した「神戸市・大阪市ペスト病調査報告」[5] によれば、ペスト患者発見のはじまりは一八九九年一一月のこと。台湾から門司港に入った船に乗っていた神奈川県人の客がそれで、彼はそこから別の船に乗り換えて山口県徳山で下船。さらに汽車で広島に移動し同地の旅館にて死亡。同月、その者とは無関係に神戸でも米商雇人が死亡。これ以降、多数の患者が神戸で発見、大阪市西区でも患者が発見されている。当該地に出向いていた北里は船内の鼠が元凶であると指摘し、海港検疫の励行を求めるとともに、鼠が潜り込んでいた輸入貨物（古着・古綿・古紙・古革皮・古羽毛類）の輸入禁止と停泊期間を一〇日間に延長するよう法改正に取り組むことになる。

さらに報告はつづけて、鼠族を国費で買い上げ捕獲した鼠のペスト菌検査を行い、宮島幹之助の協力により鼠蚤の吸血によってペスト菌が伝播していることを確定させる。それを受けて斃《へい》死《し》の鼠からペスト菌が発見された場合、鼠のいた家屋に対し消毒を徹底させ、患者死亡にあたっては検疫官を派遣し、貧民部落民への健康診査も実施。ペスト患者とわかれば大阪市立桃山病院（一八九六年創設、前身は桃山避病院）か伝染病院に入院させ、患者の家族は市立隔離所に収容し、患家には捕鼠器・殺鼠剤を一夜据え置き、翌日消毒するよう指導したとある。

『医海時報』「ペスト病予防に関するコッホ氏の意見」（七三六号、一九〇八年七月）によれば、北里はその後、一九〇八年六月コッホ夫妻が来日した際、「ペスト病予防の法を聞いたところ、ペストはネズミによつて蔓延する。マングース、イタチを用いるも、他の動物家禽も害する」から、猫を飼養して用いるのがよいと教えられていた。

北里はそのことを確かめるため淡路島の南にある漁村（洲本市由良町）がペストに襲われたとき、出かけてさまざまな試験を試み、科学的合理性にもとづく結論を導き出している。『医海時報』「日本に於けるペスト・ノミ説の証明――ペスト予防法改善論」（七五九号、一九〇九年一月）によれば、まず蚤《のみ》とペストとの関係を明らかにするために、鼠蚤および家屋内の蚤を捕獲し、捕獲した蚤の約半数が日本の固有種ではないインド蚤であったことから、船荷に付着して渡来したと推測。次にペスト菌を持つ鼠が家屋内にどの程度いるかを調べ、消毒法の効果判定のためにモルモットを使用した試験を繰り返すなど、諸種の実験や近隣地の調査を実施。そのうえで猫はペストに対して感受性が低く、ペスト撲滅に用いても危険なものではないこと。厳格な海港検疫によって流入を防止すべきこと。患家に防鼠工事を施して鼠族の交通を遮断し、屋内の鼠をことごとく駆除するならば、消毒を行わなくても病毒は自然消滅することなどを提言したとある。

（1）　北里柴三郎記念博物館所蔵「高木友枝辞令」。
（2）　中瀬安清「北里柴三郎によるペスト菌発見とその周辺」『日本細菌学雑誌』五〇－三、一九九五年。
（3）　注1同「高木友枝辞令」「高木宛北里書簡」。
（4）　「神戸市大阪市ペスト病調査報告書」『細菌学雑誌』五六、五七号、一九〇〇年七、八月。石神亨編・北里柴三郎校閲『ペスト』丸善書店、一八九九年。D. J. Bibel, T. H. Chen／竹田美文・清水洋子訳「ペストの診断――エルザン菌対北里菌論争の解析」『日本医事新報』二八〇七、二八〇八、二八〇九号、一九七八年。藤野恒三郎『藤野・日本細菌学史』三〇一―三〇四頁、近代出版、一九八四年。小高健『伝染病研究所』一〇四―一一〇頁、学会出版センター、一九九二年。福田眞人『北里柴三郎』一八一―一八五頁、ミネルヴァ書房、二〇〇八年参照。

（5）注4「神戸市・大阪市ペスト病調査報告」。『北里柴三郎論説集』六四五、七四四―七四九頁、北里研究所、一九七八年。

五　台湾に渡った後藤新平を支えた面々

高木友枝は北里柴三郎と二人三脚で神戸・大阪のペスト対策にあたっていたが、高木の海外研究における履歴をみると、まず内務省留学生としてコッホ研究所に派遣され、そこでワッセルマン（A. Wassermann 梅毒血清反応を研究）の助手を務めながら、ジフテリア抗毒素血清の研究に従事。一八九七年五月モスクワで開催された第一二回万国医学会に内務技師として出席。同学会には医科大学教授緒方正規、陸・海軍医三名、自費参加の医学士岡田和一郎、藤浪鑑、佐藤達次郎（のち第三代順天堂医院長）も出席していた（詳しくは岡田和一郎の「学会出張日記」[1]）。北里柴三郎記念博物館所蔵資料によれば、「五月二五日午後四時半より紅葉館に於いて高木友枝送別会を開催する。今度高木が露国で開かれる万国医学会へ参列するためである。会する者は北里博士、後藤新平、内務省高等官以下、官吏、痘苗所、血清薬院、研究所等の人々なり」とあるから、高木はコッホ研究所より日本に戻って、その後、モスクワに派遣されたことが知れる。

モスクワにつづけて、高木は一八九七年七月に開催された万国癩病会議、九八年ベルリンで開催の万国結核病予防撲滅会議、ブリュッセルで開催の花柳病予防に関する万国会議にいずれも本邦委員として出席していた。[2] 滞独すること二年を経て故郷に帰省するが、そこに出張命令が内務省より来て、ペストが発生した神戸・大阪に向かうことになった。それは第二次山県内閣の次官会議で、ペスト撲滅策に関し論議紛々として決定せず、意見を求められた高木が「臨時ペスト予防事務局を自己の起案で作り出し、大森内務次官の推挙でその顧問」に就任することになったが、「但しペストに関する内務卿の訓令は一切停止」するという条件付きであったという。

高木は佐多愛彦（府立大阪医学校長・同病院長）、栗木庸勝（警察医長）、志賀潔（内務省技師・伝研第一部長）ほかを「手足の如く用い、日夜奔走」して短期間にペストの流行を鎮圧させる。それにより高木は衛生局防疫課長・臨時検疫事務官、臨時ペスト予防事務局顧問に就任するとともに、一八九九年から一九〇二年に渡台するまで阪神地方のペスト撲滅に全力を注ぐことになった。[3]

一九〇二年高木は後藤新平に慫慂されて台湾に渡るが、[4] 後藤といえば、前に触れたように、一八九八年三月台湾総督府民生局長（同年六月の官制改革で民政長官に改称）に起用されている。その推薦者になったのが第二代台湾総督で陸軍中将桂太郎、伊藤博文、そして九八年二月に第四代台湾総督となる陸軍次官児玉源太郎であった。しかし、行政能力が求められる民生局長に衛生を専門とする後藤が務まるのか、不安視する向きもあったという。

高木の話では、後藤の友人たちは衛生局長ののち、後藤は宮崎県知事にでもなるのではないかと値踏みし、「世間はナンダ医者ッぽうの小僧ッ子が」といって軽蔑する調子であったが、石黒忠悳や北里は熱心に後藤の就任を勧めていたとのこと。(5) 北里柴三郎記念博物館所蔵資料によれば、一八九八年二月一八日北里が研究所に出勤し、ある者に北里博士が語ったところによれば「後藤新平台湾民生局長にするの説あり、引留中なり云々」とのことであったとある。ついでに一九〇三年二月一一日のこと、北里博士からの書状で後藤新平が明日、台湾に帰るので一〇〇〇円を貸してくれとあったが、事務長は手元にて都合がつかないので養生園の分を明日持参すると北里に電話していた。後藤からの返金は五月六日になったとある。

台湾総督の児玉源太郎は一九〇〇年一二月、第四次伊藤内閣の陸軍大臣に任命されて陸海軍の組織改革と台湾統治システムの修正に取り組むとともに、〇三年七月には第一次桂内閣の内務大臣兼文部大臣に任命されて陸軍の体質改善を試み、(6) さらに日清戦争時には陸軍大将となっていた。その間においても台湾総督を兼務していたため、台湾経営を任された後藤は多忙を極める。〇六年四月天皇の意向もあって、児玉は総督を辞任し参謀総長に専念することになったものの、七月には急逝してしまった。なお、児玉は桂太郎、寺内正毅、清浦奎吾、芳川顕正らとともに山県有朋閥といわれるものに属していた。(7)

後藤は医院および医学校担当の高木、殖産局および糖務局担当の新渡戸稲造《にとべいなぞう》（札幌農学校教授、台湾総督府技師着任は一九〇一年）、土地調査および専売局担当の中村是公《よしこと》（秋田県収税長、のちに後藤のあとを受けて第二代満鉄総裁）を含め、自分が適材と思う人物を台湾総督府へ送り込んでいた。後藤が選んだ人材に東北出身の者が多かったが、これについて高木は「当時……藩閥時代であったから、東北出身の者は手腕があっても用いられなかった。それゆえ台湾のような新領土において一つ働いてみようという考えを起こしたことと、一方の人材を探すということが一致して、それで東北人が比較的多かったように私は見て居る」と述べ、また土地の「科学的調査」という大事業を完成させた中村是公に関して、「不思議にしゃべることの下手な人でした。たいていのことなら黙ってす（済）ます。よくよくのことは他人をして言わしめ」ていたが、後藤の発議で中村が土地調査の報告演説をすることになったとき、彼は大雄弁で、中村をはじめ後藤ほか一同が共に泣いたと語っていた。(8)

高木はまた後藤が推進した阿片漸禁政策（阿片を総督府の専売とし、医師の診断によって確定した阿片中毒者には特許薬舗で高価な薬用阿片を購入させ、収益金を衛生改善事業に使用）の基礎となる中毒患者数の調査を実施して一六・九万と確定させていたが、のちに長与専斎が後藤に向かって「阿片漸禁政策は阿片を多量に売って総督府が儲けていただけのものではないか」と質問したことに対し、後藤は「収益金を一般収入に繰り入れるならば、その恐れが生ずるが、衛生の目的にのみ限定使用するのであるから心配はない」と答えたという。(9)

高木の活躍は多方面にわたっているが、台湾慈善会（会長は後藤の妻和子）では相談役として尽力。また台湾にあったいくつかの試験所・研究所を統合して「日本の理化学研究所」のような台湾研究所の創設を後藤に建言し、一九〇九年四月に開設させている。(10) その研究所化学部では衛生に関する化学的試験研究のほかさまざまな研究が、また同衛生学部では細菌学・原生動物学・薬物学・熱帯衛生学などの研究が行われており、それらは植民地経営にとって不可欠なものであった。なお、熊本の『衛生時報』三七号（一九二一年一〇月五日）には「台湾と衛生」と題して、発行者の福田令寿が「後藤民生局長官の創意により総督府に科学的研究所を設け、マラリアやデング熱を始め一切の熱帯的風土病を次から次へと根本的に研究し、その設備は現に東洋第一のものとして、台湾の文明的施設に陸離たる（美しく輝く）光彩を添ゆる一名物となつて居る……怖るべき風土病として全島民を悩ましたマラリアの如き、今日では余程僻遠の地に行かなければ噂も聞く事が出来ぬやうになり、其他の流行病も亦防疫設備の完成、衛生施設の普及と共に近年滅切減少し、各種流行病を通じて其患者及死亡者の率は却て内地以下に下つて居るのである」と、称賛する記事を掲載していた。

一九〇六年一一月後藤は台湾を去って満鉄総裁に就任。同時に新設の台湾総督府顧問に就いたことから、後任の台湾総督・陸軍大将佐久間左馬太《さまた》は総督の権限に後藤が口出しする気でいるのかと訝《いぶか》って不機嫌になり、それへの対応を考えた中村是公案を高木が代弁し平穏裡に収めたと、高木は回顧している。(11)

（1）梅沢彦太郎編『岡田和一郎先生伝』一四七頁、大空社、一九九八年復刻。

（2）北里柴三郎記念博物館所蔵「高木友枝辞令」「高木宛内務省衛生局長後藤新平の調査命令書」「電報　高木宛大日本私立衛生会」「高木宛伝研書簡」「辞令　万国結核病予防撲滅会議委員」「辞令　万国花柳病会議委員」ほか。

（3）『高木友枝先生追憶誌』所収「略歴」、荒井恵「高木友枝さんの思（い）出」、板寺一太郎「祖父高木友枝を語る」、国立国会図書館デジタルコレクションによる。高橋功『志賀潔』付載年表、法政大学出版局、一九五七年。注2同「高木友枝辞令　臨時ペスト予防事務局顧問」一九〇一年二月。「高木友枝辞令　臨時ペスト予防事務局顧問被免」一九〇一年七月。

(4) 注2同「高木友枝辞令　台湾総督府医院医長・兼台湾総督府医院長・台湾総督府技師・台湾総督府医学校教授」一九〇二年三月、「高木友枝辞令　兼台湾総督府防疫事務官」一九〇二年一一月。

(5) 鶴見祐輔著・一海知義校訂『正伝・後藤新平』第三巻一九—二四頁、藤原書店、二〇〇四年。北岡伸一『後藤新平』三五—三七頁、中央公論社、一九八八年。

(6) 伊藤之雄編『原敬と政党政治の確立』五〇—五九頁、千倉書房、二〇一四年。

(7) 岡義武『山県有朋』七〇、八〇頁（岩波文庫版）、岩波書店、二〇一九年。

(8) 注5同書同巻七六—七七、三〇八—三〇九頁。

(9) 注5同書同巻三一五—三一九頁。注2同「高木友枝辞令　兼台湾総督府専売局技師」一九〇五年一二月、「高木友枝辞令　清国上海に於て東洋に於ける阿片防疫及吸食調査会議開設に委員として参列被仰」一九〇八年八月。

(10) 注2同「高木友枝辞令　台湾総督府研究所長」一九〇九年四月。

(11) 注5同書同巻七六—七七、四六四—四六九、四八五—四八七、八三三—八四一頁。

六　ペスト防疫および啓蒙活動に走り回る北里柴三郎

後藤が台湾に赴任するのを見届けたのち、北里は国の内外を問わず積極的にペスト予防に関する啓蒙に取り組み[1]、一九〇七年にはマニラで開催の第三回フィリピン医学会総会で神戸・大阪におけるペスト騒動を振り返る講演をしていた。そこではペスト流行にともなう損失の大きさを具体的な数値（予防と検疫に要した費用、鼠の買取りに要した費用など）をもって示すとともに、予防策としてペスト汚染地に医官を常駐させ本国に向かう船の検査を実施すること。住民に対し健康検査を実施すること。衛生業務に関しては必要な消毒薬の種類を挙げるとともに、感染範囲が小規模なときは家屋を焼却することも視野に入れること。ペストは鼠が伝播させているがゆえに、家の周囲をトタン板で囲んで鼠の逃走を防ぐこと。治療に関しては早期のワクチン・抗血清の接種とリンパ腺摘除手術を推奨し、最後にペストを消滅させるには国際会議を開いて計画を協議し、資金を集めて国際軍を汚染地のインド・清国南部に派遣すべきであると述べている[2]。

また一九〇九年ハンガリーのブダペストで開催された第一六回万国医学会議での講演でも、日本のペストの流行とその対策に関して話していた。まずペストが夏に流行し冬に沈静化しているのは、鼠が冬に床下の土中に群居生活を営み、人との接触が少なくなるためであること。鼠の蚤がペストを媒介しているのだから鼠の天敵である猫を用いて駆除していること。ブキャナン（Buchanan）のインドにおける調査報告によれば、猫を飼養している家屋が全家屋数の五〇％を越えるとその効果が現れるというが、日本の飼養数はまだ少ないので、もっと猫の個体数を増やす必要があることなどに触れている。(3)

日露両国の満洲における権益確保を確認した第二次日露協約がなされた一九一〇年、香港から北上して来たペストが一〇月三〇日満洲里（内モンゴル）、一一月一〇日ハルピン（黒竜江省）に達し、その後は南満洲各地、さらに支那内地にまで拡大。『医海時報』「満洲に於けるペスト防疫の失敗」（八六八号、一九一一年二月）によると、この事態は満洲の官憲と満鉄の最初における防疫措置が当を得なかったことにあり、関東都督府および満鉄は一一年一月一六日に初めて大連（遼寧省）に共同防疫所を設置し、同月二五日にはそれを奉天に移動させるなど、対応の遅さが批判されていた。

満洲にペストが来襲し猖獗《しょうけつ》を極めたとき、『医海時報』（八六五号、一九一一年一月）は「北京の外交団はペストの南下を憂慮し、予防撲滅の会議を催し、清国官憲は十五万両を予防費に支出」しているが、「支那人は衛生的思想に乏しく、個人警戒も行われず、今後、しばらくは流行」がつづくであろう。ペストは満洲から朝鮮、そして日本に入る恐れもあるので、これを対岸の火事とみてはならないと警告。翌月の同誌には「北里伝研所長が拓殖局の嘱託を受けて渡満すること」になったと知らせている。

さらに『医海時報』（八六八号、一一年二月）によれば、実はそれ以前、関東都督府および満鉄より北里に観察指導の依頼をしていたのだが、北里は多忙のためにこれを謝絶。門人を推薦しようとしたが、「相手が北里でなければ」というのでそのままになっていたところ、「今回は拓殖局総裁桂首相より後藤新平逓信大臣を通じて出張視察すべき依頼」が来た。北里がいうには「今行われている防疫法は、支那人民に対してほとんど人権無視する程度の思い切った隔離を行い、最後の手段たる焼却法を行うのが最良の法である。私が出張したところでこれ以上の方法はない」と回答するも、「博士が出張すれば人心を安ぜしめうる点のみにおいて出張の価値があるとし、出張を重ねて依頼」されたため北里は二月一二日に出発し、二週間後に帰京する予定となっていると報じていた。

北里柴三郎記念博物館所蔵資料によれば、一九一一年三月一三日北里が研究所に出勤していうには「来たる一九日頃、三週間の見込みにて再び渡清する様の話、且つペストの件、此儘《このまま》にし置く時は他国より国際問題として干渉の恐れあり。桂（太郎）より懇嘱されて此件を政治外の事として、学問上にて解決せしめさする筈《はず》なり云々」との話があったとある。

清朝政府のほうでは積極的に防疫対策を講ずるも、防疫事業に対する日本やロシアによる干渉を牽制する意図からあえて防疫問題の国際化を計ることに決し、四月に日・露・英・米・仏・独・伊・蘭（オランダ）・墺洪（オーストリア・ハンガリー）・墨（メキシコ）の代表が参加する国際ペスト会議を催し、ハルピンに東北防疫処の設置を決めていた[4]。万国ペスト会議は清国の伍連徳が議長となって四月三日に一二〇余名の参加を得てはじまったが、『医海時報』「奉天のペスト会議」（八七六号、一九一一年四月）によれば、同誌記者の報告として「純然たる学術会なれども東洋に於ける国際学術会議の嚆矢《こうし》」であって、部会として病理・細菌部のみが成立したところから、部会長の北里が国際学術会議会頭に推されることになり、会議語は支那語・英語・独逸語・仏語に決まったとある。日本側の出席者は北里、芝山五郎作（伝研技師・細菌学）、藤浪鑑（京都帝国大学医科大学病理学教授）であった。『医海時報』「ペスト会議決定事項」（八八四号、一九一一年六月）をみると、会議では「今回の肺ペストは病毒猛烈で治者なし、治療の途もなし……血清療法は単に患者の死期を遅くさせただけ」との報告がなされ、「肺ペストは他種のペストと同様同態」「伝染は唾にあり細微の唾を嚥下《えんげ》し、直ちに気管・気管支の下部に感染」「患者に接近するには覆面と塵除け目鏡を要す」「ガーゼの内部に綿を包み、口を覆い、使用毎に棄却するか、消毒後に再利用するも可」「鉄道には検疫衛生上の事務が必要」「海港検疫の統一を計ること」が決定されている。(5) 拓殖局部長の江木翼《たすく》と北里は大連において内外人に対し「ペストに関する演説」を、また南満鉄会社においても同じく二人による演説を催していた。(6)

一九一三年二月北里は「結核の予防撲滅を期する目的」で日本結核予防協会を設立し、その理事長に北里が就任（会頭芳川顕正、副会頭佐藤進・渋沢栄一、理事一五名）していたが、協会設立の背景には一八九九年ベルリンで開催された万国結核予防会議に、在独の内務省技師高木友枝および医科大学助教授中西亀太郎が参列していたこと。翌年に北里がベルリン結核予防中央委員会の在外通信の一員として嘱託されていたこと。それらが「我国の結核問題の国際的関与を密接ならしめ、結核予防に関する一般社会の注視を昂《たか》からしめた」ことで、内務省が一九〇四年二月「結核予防に関する件」の省令を示達し、痰壺の衛生的取締を実施するに至らしめたこと。それらが契機になって協会が設

けられたといわれている。(7)

一九二一年五月日本結核予防協会は財団法人に組織変更されるが（会頭渋沢栄一、副会頭馬越恭平・井上準之助、理事長北里、理事北島多一・宮島幹之助ほか一一名、評議員秦佐八郎・入沢達吉ほか四六名）、高木の名は同協会の設立、財団法人化においてもみられないが、(8)彼は委員に任命されることを望んでいるようでもあった。『医海時報』「高木友枝と結核予防会」（九九五号、一九一三年七月）には「（高木が）上京の上は日本結核予防協会に入り、専務理事長として手腕を振はるべしと期待される」とあり、本人も「十年前、第一回万国結核予防会議が伯林（ベルリン）に開かれた当時、本邦委員として特派されたる関係もあり、もし余が力を以て仮にも針小の効ありと認むるものあらば、他日入つて予防協会の小使たることも辞せざる」と、予防協会に入ることの意気込みを伝えていた。

なお、高野六郎は自著『予防医学ノート』(9)において「北里先生は結核予防国民運動を起す考（え）で朝野の間に説き廻はつたものらしいが、その時出来た日本結核予防協会は先生の期待したほど大規模のものではなかつた。時代がまだ来なかつたのである。結核予防協会設立の話を本郷へ持ち込んだら、青山（胤通）学長は結核なら北里に任して置け、と云つた風の挨拶だつたと伝へられて居る……北里先生はこの中央の日本結核予防協会を作つたばかりでなく、東奔西走して日本中各地に地方結核予防協会を生ひ立たしたのである。近頃でも結核予防会（一九三九年日本結核予防協会を改称）の総会を眺めて北研同窓会の観があるなどと批判する向きさへあるのは、結局この事業には北里先生の遺鉢《いはち》を伝へた一派の者が公衆衛生のために精進しつつあつたことを裏書きするに外ならぬのである……今度の新結核予防会の幹部には先生の好伴侶であつた荒木先生、金杉先生、北島先生、特殊の間柄であつた長与専斎翁のその後である又郎博士」も加わっていたという。

さらに先生は「小学教員に結核の多いこと」をみて伝研にいた西亀君に診察に当たらせ、罹患教員をどしどし申告して「免職させてしまつた。怨まれたのは彼のみではあるまいが、大正の初期にこの仕事に着手した北里先生に敬意を表せねばならぬ……結核予防を小学校からとねらつた先生の目は確かだが、時代が尚早かつたのである」と記していた。

『医海時報』「本邦に於ける肺結核予防撲滅策の一（北里柴三郎）」（九七三号、一九一三年二月）では「罹患した小学校の教員への対応が急務」であるといい、「小学児童の活力が消耗」し「国運の進展」にとって寒心すべき状況となっておる。欧州では以前、結核がひどかったが、現在は大幅に減少しているのに対し、日本の結核死亡率は年々増加している。特に肺結核死亡者は工場労働者に次いで教育者に多いと警鐘を鳴らし、同誌「教員疾病手当金問題を提げて北里男（爵）貴族院に獅子吼《ししく》」（一五九五号、一九二五年二月）では、「公立小学校教員結核療養費削除問題が岡田（良平）文相の予想以上に識者の非難を招くに至り……北里男爵も事柄の性質上、黙過するを許さずとなし、去る十八日貴族院本会議に於て「小学校教員の保健問題」といふ質問通告の下に珍らしく処女演説」をし、「岡田文相に善後策を公約せしむる」に至らせたと報じていた。

（1）　中瀬安清「北里柴三郎によるペスト菌発見とその周辺」『日本細菌学雑誌』五〇‐三、一九九五年。大日本国民教育会編『日常衛生と伝染病予防心得』（後藤新平題字、北島多一校閲、大日本国民教育会、一九一八年）第二二章「ペスト予防心得」によれば、ペスト病は外国の流行地から流入するものであるから、警戒すべきは開港地の倉庫などである。ペスト菌はネズミに伝播し人体に伝染するため第一に必要なのはネズミの駆除である。屋内にネズミが入らないよう工夫し、斃死したネズミを見つけたら長い棒や火箸で挟み、手早く新聞紙に包んで巡査の派出所に持参すること。ペストを媒介しているのはノミであるから、ノミ取り粉を足袋や衣服に振りかけること。不明な熱が出て腺腫（ぐりぐり）ができて痛むようなことがあれば受診することとある。

（2）檀原宏文監修、林志津江ほか訳『北里柴三郎学術論文集』四五一―四六八頁、「日本におけるペストとの闘い」、北里研究所北里柴三郎記念室、二〇一八年。新村拓『健康の社会史』一七四―一七六頁、法政大学出版局、二〇〇六年。

（3）注2檀原宏文同書「日本におけるペスト」四八七―四九四頁。

（4）福士由紀『近代上海と公衆衛生』七七頁、御茶の水書房、二〇一〇年。

（5）『外地「いのち」の資料集』3、「満洲・朝鮮・台湾の感染症　ペスト・コレラの記録」第五巻満洲編3、金沢文圃閣編集部編・刊、二〇二一年。

（6）『北里柴三郎論説集』「満洲のペストに関して」一二三二―一二三三頁、北里研究所、一九七七年。注2檀原宏文同書「日本におけるペスト予防措置」四九五―四九九頁。注5同書。

（7）真野準編『財団法人日本結核予防協会沿革略誌』七―一二頁、日本結核予防協会、一九四一年、国立国会図書館デジタルコレクションによる。

（8）高木友枝が財団理事高木喜寛に間違われることがあるが、喜寛は前年に死去した高木兼寛男爵の長男。

（9）高野六郎『予防医学ノート』三四六―三五一頁、河出書房、一九四二年。

七　台湾の衛生・医育・台湾電力に尽力する高木友枝

後藤が台湾に渡ってから三年後の一九〇二年三月、高木友枝は児玉・後藤のもとで主に台湾人医師を養成するために設立された台湾総督府医学校（のちの台北帝国大学付属医学専門部）校長兼付属医院長のほか、医療衛生関係の役職に就いて台湾のペスト撲滅に尽力。また風土病であるマラリア撲滅のために伝研技師の宮島幹之助を嘱託にして原虫保有者の検出と治療、蚊の駆除を計画し、一三年「マラリア防遏規則」を公布。(1) 精力的に仕事を進めていたとき、伝研を東京帝国大学に合併させる騒動が持ち上がると、直ちに高木は北里に書簡を送り（一四年一〇月二一日付）、私立研究所を設立されるならば自分もお役に立ちたく、無給の事務長としてでもお使いくださいと記し、台湾を去る覚悟を示していたが、北里は事務方に福沢諭吉から配された者がいるといい、丁重な謝意とともに断りを伝えている。(2)

一九一九年一〇月第七代総督（陸軍中将）明石元二郎が在任中に死去したことで、原敬内閣の逓信大臣田健治郎が同年一〇月末に第八代総督を兼務することになった。それ以来、高木は『田健治郎日記』(3) にみるように、田としばしば会合を持つようになる。田は着任するやいなや台湾各地を巡回。一一月二二日総督府庁長会議において巡回中に得られた情報とそれに関する感想を語っているが、そのなかから衛生に関する発言を拾うと、「台湾は幸（い）にして熱帯気候なるが故に、植物は偉大なる成育力を有し、非常の利益を挙げて居るが、同時に虎列喇（コレラ）、ペスト、赤痢若くはマラリアの様な熱帯的疾患が発生し易い……今日の文明的科学は、之を予防撲滅し得ることを証明して居ります。故に吾々は飽（く）迄も病根を撲滅することに努力せねばならぬ。現に台北の如きは、領台当時、非衛生的の不健康地でありましたが、今日の状態から言へば、上下水道の設備、市区改正、道路改修、家屋改築の結果、全く地方病は根絶せられ、内地に比し寧ろ健康地となつた」と述べ、努力次第で全島を通じて健康地とすることができると督励していた(4)。

高木は前述したように、一九〇九年創設の台湾研究所内に衛生学部（のちの熱帯医学研究所・工業研究所）を新設し、北研の小泉丹（医用動物学）を迎えて蚊族および寄生虫等の研究にあたらせ、一五年には医学校長を後進に譲って同研究所長として指導監督にあたるなど医療・衛生・医育に注力(5)。二〇年一〇月には総督府の会議室で「防疫の功に依り旭日二等」を授けられているが、田との会合では医療・衛生・医育問題がほとんど話題にのぼらず、台湾電力の経営に関する件が中心となっていた。また高木は総督府評議会委員その他の委員を委嘱されていたが(6)、その業務に関わる話も少ない。

経営に関する件とは、先代の明石総督が立案した「日月潭《じつげつたん》（台湾南投県魚池郷にある湖）水力電気工事計画」、すなわち、「日月潭の水力を利用して発電を図り、漸次業務の発展に伴い台湾全島の水力電気供給事業の大部分を統合して全島内の電灯は勿論、諸工業の用に供し、進んで南支南洋を販路とする工業動力を廉価に提供すること」を目的とした計画であるが、その遂行を依頼された高木が

一九年、台湾電力株式会社社長に就いたために生じたものであった。(7)

高木の社長就任の件では、吉田静堂が著書において「台湾医学界の重鎮として六十余年歳の老齢迄刀圭《とうけい》界に尽した高木博士が台湾電力会社初代社長として就任した時は、われ人共に其矛盾した人選には一驚を喫した」とあるが、この発電事業は当初、「官営が理想のようでしたが、国家財政の都合で、半官半民的な会社として遠大な抱負と使命の下に創立された」もので、「創業当時の資本金は三千万円で、内金千二百万円が政府の出資」となり、副社長に角源泉《すみげんせん》、理事に台湾銀行の永田隼之輔ほか二名、監事に大倉土木社長の大倉喜八郎ほか二名、顧問に台湾精糖社長の山本悌二郎ほか二名が就任していたという。(8)

さまざまな課題を抱える事業が田総督に引き継がれ、社長留任となった高木は事業報告のためにしばしば田に会わなければならず、『田健治郎日記』には「高木友枝来り。浅野総一郎（浅野セメント社長）出頭せる大甲渓電力事業に対し抑圧の希望を陳述。即ち電力事業方針に関し指示し、之に答へる」（二〇年一一月六日）とか、「英国領事、芝元商会支配人来り……台湾電力会社電機購買入札、英国ピッカース参加の件を懇談して去る。即ち、高木電力社長を招き、前件の顚末及び其の承諾の能否を問ふ」（二一年九月二九日）、「高木電力社長来り。電力事業進程の状況、機器購買競争入札の結果、独乙技師フート調査の顚末、其の他会社経営の方向を報じる」（同年一二月二八日）、などと記載されている。

その電力会社であるが、困難な工事と第一次大戦後の反動恐慌によって資金調達が困難となった。

『田健治郎日記』には「高木来り、電力工事の進程を報じ、又本期利益処分案を申報」（二二年一月一九日）。高木社長と角源泉副社長が来ていうには「台湾電力会社工費不足善後処置に関する意見を聴く。要は最初計画、其の宜を得ざりしに在り。加え、物価騰貴を以て今厳に節約を加へ、尚二千万円の不足を生ず。之を如何に処置し、以て事業完成を遂ぐべきか、是実に解決し難き問題也」（同年四月五日）とあり、その三ヶ月後には「高木、電力会社に関して、事業繰延善後の事を来述」（七月八日）、さらにその三ヶ月後、高木が来て「電力会社工事再興に関する調査書呈出の延引理由」を語り（九月二六日）、その一ヶ月後、正副社長が来訪し「電力会社工事中止に関する善後処分の陳情を為し、追加説明書二通を提出」（一一月六日）とあって、結局、工事は一時繰り延べと決まった。

翌二三年二月二一日高木が上京して「電力会社一期間に限り配当据置き承認の事を懇願。予、善後処分に関し大蔵大臣と交渉中の事を告げ、其の議決可決を俟ち取捨の旨を答ふ」と田は答えていたが、「日本興業銀行より漸く資金借入の議」がまとまって工事再開の準備していたところ、関東大地震が発生して資金調達は絶望的となったため、工事は再度中止となっている。その後も「打続く財界の不況と資金調達難とに加ふるに、電力の消化の見込み立たず」、また「政府のお手許《てもと》不如意とあつて、今更外債でもあるまいとあつさり放棄せられ」、二六年一二月ついに工事の打ち切りが決まる。だが、高木は「第一期工事中止後、爾来熱心に再興運動を開始したが、そこに政党関係者なども伏在し、意の如く交渉進行せざるに業を煮やし」、それで辞職することになったといわれている。[9]

なお、高木は上京して田を訪れる際、ドイツ人の妻ミナ（ミンナ）を同伴させていることもあった。

ドイツ留学前、高木は妻いく子が一女を遺して死去していたが、留学中の下宿先であるパレスステッド家の娘ミナに看病されたことが機縁となって再婚し、台湾の官邸でも共に暮らしていた。台湾を去って東京世田谷の自宅で暮らしていた年末、クリスマスの買い物に銀座へ妻と出かけた夜、自宅に戻ってから脳溢血を起こして死去。享年八六歳であった。葬儀は教会式のため戒名はなかったという[10]。

高木を評して北島多一は「才子で口八丁、手八丁の中々の遣り手……非常な雄弁家であると同時に文章家」、坂寺一太郎は「短気であったそうだが、修養によつて之を抑え、そして他人に対し寛大な性質」、丸山芳登は「学閥観念がなく人物本位」、片山秀太郎は「佐久間大将は……高木は政治家であるから其言ふ事は正確」「外国語は独乙、仏蘭西両国語を善くせられ、英語も相当やられた様である。曽て田台湾総督は先生を評して外交家」「人間を養成する事が人生社会の最大事であると考へたのが、先生の教育観」などといわれていた[11]。

台湾総督府土木局長を経て台湾電力会社副社長に任命された角源泉について、『田健治郎日記』には「高木友枝来り、角源泉来翰《らいかん》の意を述べ、議員候補落選の結果、電力会社副社長留任の可否に関して指示を請ふ。留任支障無き意を答ふ」とある（二〇年五月二四日）。角は総選挙（三重県）に立候補するにあたり副社長を辞していたのであったが、落選したことから高木に再任を求めてきたので、田に指示を仰いだところ留任と決まったというのである。角は水力発電工事と管理のことで高木と苦労した経験からか、三八年「電力国家管理法」の成立に向けた論争がつづいていた際[12]、『電力管理

案の難点』を上梓していた。(13)

一〇万キロの発電を得て台湾全土の電化を図るとして立てられた「日月潭水力電気工事計画」は、工事費三六〇〇万円を投下したまま一九二七年工事は打ち切りとなったが、この時点においても台湾電力株式会社（政府が発行株式六〇万株のうち四割を所有）は、台湾にある八社の電力会社がもつ総発電力の六割三分、総資本金の六割八分を有していた。打ち切りが決まった翌年の冬から、そのまた翌年の春にかけて、帝国議会は総督府保護のもとに外債を募集し工事再開の予算案を承認し、発電所は三四年に完成をみた。(14)

高木が台湾を去ったのは二九年七月。『田健治郎日記』には「高木友枝、夫人を伴ひ存問に来る。過日台湾電力会社社長を辞し頃日帰京、今大森ホテルに仮寓すと云ふ。暫《しばらく》話して去る」と記されている（二九年九月一三日）。後藤も同年四月一三日に七二歳で死去。田は後藤夫人が病没したこと（一八年三月二九〜四月九日）、後藤が胆石症を患っていたこと（二〇年六月二八日）、後藤の母が九九歳にて永眠したときの様子（二三年二月二六日）を日記に書き残している。北里柴三郎記念博物館所蔵資料には、一九二九年四月一六日「北里先生来たらず。本日午後、後藤伯の葬儀あり。午後一時より二時まで青山斎場にて告別式あり。余（事務長）は遥拝したり」とある。晩年には北里と後藤との交流は少なく、一九一九年三月四日「北里先生、後藤男爵の渡欧（大戦後の欧米視察）を東京駅に送る」とある以外、後藤の名は資料にみられない。

北里は神戸市・大阪市ペスト病騒動以後、細菌学的な研究から遠ざかって、もっぱら公衆衛生活動（日本医師会での働きも含め）に軸足を移し、三一年六月一三日に七八歳で逝去。後藤に遅れること二年であった。

（1）『高木友枝先生追憶誌』所収の板寺一太郎「祖父高木友枝を語る」、国立国会図書館デジタルコレクションによる。北里柴三郎記念博物館所蔵「高木友枝辞令　台湾民政部内務局衛生課長」一九〇九年一〇月。「高木友枝辞令　ドレスデン万国衛生博覧会委員」一九一一年八月。「高木友枝辞令　オランダ・ハーグに於ける万国阿片会議委員被仰」一九一一年一〇月。

（2）長木大三『増補　北里柴三郎とその一門』二五一頁、慶應義塾大学出版会、一九九二年。注1『高木友枝先生追憶誌』同。注1北里柴三郎記念博物館所蔵「高木友枝辞令　台湾総督府医院医長・同医学校長被免」一九一五年三月。「高木友枝辞令　フィリピン・英領ボルネオ・セレベス・シンガポール・香港・アモイほか出張」一九一六年四月。「高木友枝辞令　民政部警察本署衛生課勤務」一九一六年一二月。「高木友枝辞令　支那福州・アモイ・広東出張」一九一八年三月。「高木友枝辞令　東京・朝鮮出張」一九一八年五月。「高木友枝辞令　北海道・大阪・京都出張」一九一八年七月。「高木友枝辞令　上京を命ず」一九一九年三月。

（3）尚友倶楽部ほか編『田健治郎日記』三八八―三九九頁、芙蓉書房出版、二〇一八年。

（4）田健次郎伝記編纂会編『田健次郎伝』三八八―三九九頁、同会、一九三二年。

（5）注1『高木友枝先生追憶誌』同。

（6）注1北里柴三郎記念博物館所蔵「高木友枝辞令　台湾総督府評議会員を命ず」一九二一年六月・一九二三年六月。「高木友枝辞令　日本赤十字社台湾支部評議員嘱託」一九二一年一〇月。「高木友枝辞令　恩賜財団台湾済美会評議員嘱託」一九二三年九月。

（7）注1北里柴三郎記念博物館所蔵「台湾電力株式会社社員名簿」一九二七年六月。

（8）注1『高木友枝先生追憶誌』所収の荒井豊吉「高木先生の思（い）出」。

（9）注3『田健治郎日記』同。注8同。

（10）注1『高木友枝先生追憶誌』所収の芳賀栄次郎「旧友としての思（い）出」、吉田坦蔵「高木友枝先生の思（い）出」。注2長木大三同書二四五頁。

（11）注1『高木友枝先生追憶誌』所収の人びと。

（12）新村拓『医療と戦時下の暮らし』四二五頁、法政大学出版局、二〇二二年。

（13）角源泉『電力管理案の難点』政治経済研究会、一九三八年、国立国会図書館デジタルコレクションによる。

（14）矢内原忠雄『帝国主義下の台湾』五七—五八、六二頁、岩波書店、一九八八年（序文は一九二九年）。

第四章のまとめ

ここでは一八五三年一月生まれの北里、五七年七月生まれの後藤、五八年九月生まれの高木という同世代三者による連携が日本および東アジアの医療衛生に大きく貢献していたことを指摘した。まず後藤が関わった相馬事件、そして日清戦争の終結にともなう帰還兵に対する臨時検疫事業では高木と北里が後藤を支え、また三者の緊密な関係が血清製造事業の国営化においても発揮されたこと。

清国に発生し香港を襲ったペスト流行において、北里が発見したペスト菌（グラム染色法で陽性）と仏領インドシナにいたエルザンが発見したそれ（同陰性）との相違をめぐって生じた一連の騒動が収まったのち、北里と高木は神戸と大阪に発生したペストの防遏に力を注ぎ予防法の確立に努めたこと。高木は民政長官となった後藤を助けて台湾の医療、医学教育、衛生活動に奔走、台湾総督田健治郎のもとではそれらに加えて台湾電力の経営にも尽力したこと。満洲にペストが流行した際、招請を拒む北里を後藤が説得にあたって渡満させ、清国が開催した万国ペスト会議では会頭を務めた北里がリーダーシップを発揮、また後藤が初代総裁を務めた南満洲鉄道会社で北里はペスト予防の講演をしていた。

なお、一八九二年一〇月後藤新平は赤痢の流行をみた兵庫県明石郡を視察し、その後、郡役所の楼上において「町村長・医師・衛生組長・其他有志」に向けて演説をしているが、そのときの記録「後藤内務技師演説筆記」（国立国会図書館デジタルコレクションによる）によれば、人々はコレラの流行を非常に恐れ、赤痢の流行に対してはさほど恐れていないが、赤痢流行の恐ろしさはコレラのそれよりはるかに勝るものであると、理由を挙げて諄々と説いたのち、流行病への対応において注意すべきことは、患者家族と医師による「患者の隠蔽」と衛生組合の形骸化がもたらす病原菌の拡散であるといい、併せて簡便な予防消毒の方法の紹介をしていた。この巧みな演説からも後藤の衛生行政と衛生観を窺い知ることができる。

第五章　インフルエンザをめぐる北研と伝研の確執

一　伝研の文部省移管にみせた独立自尊の精神

明治期の医療衛生行政の土台を築いた長与専斎の三男である長与又郎は東京帝国大学医科大学病理学教授、伝染病研究所（現東京大学医科学研究所）第四代所長、東京帝国大学第一二代総長を務め、ツツガムシ病やがんの研究者であったが、[1]政府（第二次大隈内閣）の行財政整理の一環として内務省管轄の伝研を東京帝国大学医科大学に移管させる勅令が一九一四年一〇月一四日の官報に掲載される少し前のこと、青山胤通学長はしばしば長与の教室を訪れ北里柴三郎所長以下所員の去就についての意見を一〇月五～一〇日にかけて聴取。さらに移管に反対する北里のもとを訪れて懇談してくるように求められたため、一一日長与は北里邸に出向き、移管に関して妥協の余地無きことを青山に報告していた。

一〇月一九日北里が辞表を提出。二〇～二三日にかけて北島多一以下所員一同も同じ行動に出たことから、北里は私財をもって私立北里研究所の創設を決意する。その私財は福沢より遣わされた事務会計に秀でた田端重晟による蓄財に多くを負うものであったことを、北里自身が語っている。

すなわち、福沢先生誕生記念式（一九一五年一月）において北里が回顧していうには、伝研の国立移管の話を持ち込まれたとき、福沢から「今日は政府が君に信頼して居つても又何時気変りをして、どんな事になるかも知れぬから決して油断せずに、足許《あしもと》の明るい中に溜められるだけ溜めて御置きなさい」といわれ、そのときはよくわからなかったが、今から思えば先生の先見の明に感じた次第である。そのときに先生がいわれるには「学者が学問のことを研究するのには、一心に其事をやらなければならぬ。然るに一方に出来るだけの蓄財をせよなどと云ふのは無理の注文である」からと田端重晟が遣わされ、また先生の先見の明があたって研究所移管問題が起きたのである。この時に当たりまして私（北里）は「私の学問と主義方針を異にして居る所に居つては、迚《とて》も自分の学問の研究を是から先に進めることは出来ないから、それなら断はると、斯《こ》う云ふことで私は政府の、即ち官立の伝染病研究所を辞した次第で……そこが私の福沢先生から精神的感化を受けました所で、人間の独立自尊は茲《ここ》にあると私は考へたからでございます」と。(2)

長与又郎の日記によれば、長与が移管にあたって最も懸念していたのは、痘苗・血清・ワクチンの払い下げによる収入によって伝研の経費（政府による負担は一部）を賄わなければならないのに、大学にその製造経験のある技師がいなかったことであった。また日記には移管問題に関して北里に信頼を寄せていた後藤新平が、「所謂政治家的応変策（北里がそのまま所長職にとどまり、研究所に対してますます発展の策を講じ、医科大学教授としては学長を兼ね、数年の後にはさらに総長ともなって、本邦学制を改善し、その進展を計るべく大奮発する案）」を北里に示したのだが、北里はこれをはね退けたとある。(3)

一九一四年一一月五日北里以下所員の免官辞令を受けた日をもって北研の創立日とし、一五年一一月芝区白金三光町に本館が竣工。一二月一一日開所式を挙行。北里は所有する財産を北研に寄付して社団法人の設立を内務大臣（大隈重信総理が内務大臣を兼務）に申請、一二月に認可されて法人の登記を終えていた。(4)

（1）長与博士記念会『長与又郎伝』日新書院、一九四四年。
（2）慶應義塾福沢先生研究会編『我が福沢先生』「学問の神聖と独立（北里柴三郎）」、丸善、一九三一年。
（3）小高健編『長与又郎日記』四四―五七、八四―八五頁、学会出版センター、二〇〇一年。
（4）宮島幹之助『北里柴三郎伝』九二―九五頁、北里研究所、一九三二年。

二　内務省衛生局が記すインフルエンザの病原体

移管問題以降、伝研と北研はさまざまなことで張り合うことになる。多数の罹患者・死亡者を出した流行性感冒（スペイン・インフルエンザ、インフルエンザ・パンデミック、いわゆるスペイン風邪）をめぐっても対立していた。一九一八年三月アメリカ・カンザス州の陸軍基地に発したインフルエンザ・パンデミック（大流行）の第一波は、その後、アメリカから兵士の移動に連れて欧州戦線に拡散。それにつづく第二波は同年八月アメリカの軍事基地からアメリカ全土、さらに中南米に進んで、九月になると欧州・ロシア・インド・中国・日本に至り、一二月に終息をみるも、さらに第三波が一九年一月オーストラリアにはじまってアメリカ、欧州、南米、日本に及んでいるが、いずれもパンデミックは第一次大戦（一九一四年七月〜一八年一一月、日本の参戦は一四年八月）が拡散させたものであった。[1]

速水融によれば、日本でのパンデミックは一九一八年八月にはじまって一一月ピークを迎え、一九年三月までつづく前流行（総体として罹患率が高く死亡率は低いが、地域差もある）と、一九年一二月から二〇年四月までつづいた後流行（罹患率が低く死亡率は高い）の二回に分けられるというが、[2] 当時の内務省衛生局では一八年八月〜一九年七月、一九年一〇月〜二〇年七月、二〇年八月〜二一年七月の三回に分けて分析している。[3]

内務省衛生局編『流行性感冒』（一九二二年）が記す「アメリカ公衆衛生協会のインフルエンザに関する特別委員会決議事項」（一八年一二月シカゴ）によれば、病原体はいまだ確定されていないある種の病原体で、死亡の原因の多くは連鎖球菌、肺炎球菌あるいはインフルエンザ菌によって起きる肺炎によるもので、これらの菌の侵入は第二次的なもののようであるとし、病原体の侵入門戸は口腔・鼻腔である。患者の口腔・鼻腔から排出されるから、予防法は飛沫による伝染の防止、喀痰排泄者の取締り、食器飲料の監督、適切な予防液を用いてあらかじめ免疫を獲得させるか、特異的な抵抗力を増進させる必要がある。

またワクチンの使用目的は第一にインフルエンザ自体の予防または罹患の軽減、第二にインフルエンザ菌、連鎖球菌、肺炎球菌等によると認められる合併症または罹患の軽減であるが、病原体がいまだに不明であるから、前者に関しては特異的なワクチンを使用する学術上の根拠を見出せず、後者に関してはそれが確実に成功するという保証を与えるに十分な根拠はないと総括していた。

一九一九年二月各地方長官に宛てた内務省衛生局長の命令通達では、民衆の集合を可能な限り避けさせること、呼吸器保護器（マスク）の使用を奨励すること、うがいを奨励すること、身体に異常があるときは速やかに医師の診療を受け静養させること、患者は可能な限り隔離し、完治するまで外出を遠慮させることを求めていた（内務省衛生局編『流行性感冒』第三章）。

一九二〇年九月予防対策を完璧なものにするために内務省は高野六郎（慶應義塾大学医学部教授）・佐藤秀三（伝研技師）・野辺地《のべち》慶三（伝研技手）・武辺（部）虎一（北研助手）を臨時嘱託として内外文献の調査、医療関係者からの意見聴取を行い（『流行性感冒』第五章）、そしてインフルエンザの病原体に関して、ファイファー（プファイフェル）氏（R. Pfeiffer コッホのもとで研究していた細菌学者）菌を原因とするもの、原因不明であるがファイファー氏菌に特殊な病原性を認めるもの、ファイファー氏菌またはその他の菌、肺炎双球菌、連鎖球菌、カタル性双球菌等と同様、単に二次的侵入者に過ぎないとするもの、種々の菌類が共同して病原作用を及ぼしていると考えるもの、濾過性病原体（ウイルス）を信じるもの、特殊な病原体を発見したとするものがあると分類し、病原体としてはファイファー氏菌を尊重するものと、これを退けて原因不明とするものがもっとも多いと集約していた（同）。

そして、日本では一九一八年一一月、北研の大河原が鼻腔粘液の細菌学的研究と患者血清の免疫反応検査の成績にもとづき、インフルエンザの病原体をファイファー氏菌であると報告。[4] 一方、同月伝研の石原は患者からのファイファー氏菌の検出は六八％であるものの、免疫反応は陰性であった所見からファイファー氏菌を原因菌と断言できないと論じていたが、諸大学・医学専門学校の研究者の間ではファイファー氏菌説を支持するもの、ファイファー氏菌とは断言できない（他の菌との混在）とするものに分かれていたとある（同）。

それ以来、北研ではファイファー氏菌病原説の論拠を固め、一九二〇年一二月に総合的報告を行なっていた。すなわち、適切な技術と材料を用いれば患者からファイファー氏菌を検出する率が極めて高いこと、患者死体の肺その他から同菌が検出されること、同菌およびその毒素を用いて行なった動物実験や患者の白血球減少症と実験的白血球減少とが一致すること、各種免疫反応等から病原体としての同菌と本病との関係を信じるといい、一方、伝研のほうでは病原体を不明とするも、従来、候補とされてきた細菌ではない未知の病原体が存在していることも想定しながら、ファイファー氏菌や肺炎双球菌は二次的侵入者としての意義が高いと考えていた（同）。

ところで、インフルエンザ菌の分離はファイファー氏が最初に行なった（一八九二年）とされていることに関して、田口文章らは次のような疑問を呈している。(5) すなわち、福沢諭吉により贈られた私立伝染病研究所が九二年一一月にオープンすると、北里は九四年三月より細菌学および伝染病学の普及を目的に研究生制度を発足させ、研究生を全国から募って同年四月に第一回生六名を受け入れ、一期三ヶ月で講習と実習の講習会を開催していたが、そのとき受講生の便宜のために、北里柴三郎の口述を中川愛咲《あいさく》が編纂して南江堂から『伝染病研究講義』と題する書籍を出版(6)(九六年)。その第七章第一をみると、インフルエンザ菌を最初に分離したのはファイファーであるとの記述がみられるものの、「発見の次第の項」には「グリセリン寒天培養基に菌が発育することを北里が確定、のちにファイファーが血液を寒天斜面培養基に塗布して培養に成功した」と記されており、さらにその記述の根拠となった『ドイツ医事週報』(九二年一月)によれば、北里とファイファーがそれぞれ単独名でインフルエンザ菌の純粋培養に成功した旨の報告がなされている。したがって、インフルエンザ菌の最初の分離者は北里か、またはファイファーと北里との連名であるべきであろうと述べている。

なお、我が国では一八九〇年にもインフルエンザに襲われているが、それは前年にはじまった世界的な流行を受けたもので、北里もドイツにおいて流行の状況を見聞していた。そのためであろうか、北里はコッホのもとでの留学研究を終えて帰国する直前の一八九二年一月、ベルリンのシャリテー医師会で行なった講演は「インフルエンザ菌とその培養法について」であった。講演ではインフルエンザ菌の培養の難しさを説明し、コッホが結核菌の純粋培養に成功した方法に則って、グリセリン寒天斜面培地（試験管内に斜面を作るように固めた固形の培地）上に患者の喀痰から得たインフルエンザ菌とその他の菌からなるコロニーが出来るから、それを採取して新しい寒天培地上に培養すると、インフルエンザ菌とその他の菌との識別可能なコロニーをみることができると論じていた(7)。

内務省衛生局編『流行性感冒』の記述に戻るが、インフルエンザ菌が未確定であるため、体に免疫機能（抗体）を作らせるワクチン製造に使用される菌株（抗原）は非常に多くなり、ファイファー氏インフルエンザ桿菌、肺炎双球菌、グラム陽性双球菌、連鎖球菌、ブドウ球菌、カタル性双球菌、肺炎桿菌ほかが採用されることになった。星製薬ではそのほとんどを用いて製造していたとある(8)。『医海時報』（一二七三号、一九一八年一一月）の社説では「内務省も、よもや本邦もその危険帯内に陥らむとは思ひ到らざりし……病因菌の不明なる間は手も足も出しかねる。伝研でも何ら防疫上の最高機関たる本領を発揮することなくして止む。我らは本邦防疫機関に不安の念をもつ。星製薬株式会社は、いわゆる感冒ワクチンなるものの発売を企図しているが、学者たちはおそらく、これを否斥するであろう」と論じていた。

東京府と北研ではインフルエンザ菌感作ワクチンとインフルエンザ菌ワクチンの二種を製造、大阪府では肺炎球菌、インフルエンザ菌、粘液性連鎖球菌の各ワクチンを製造し、各府県においてもそれぞれの判断にて各種の原因菌を用いてワクチンを製造していたが、いずれにせよ、ワクチン製造には原因菌の毒性を弱め、あるいは無毒化するために加熱や防腐剤添加という処理を行う必要がある。各府県で製造された予防液（ワクチン）は各市町村に配布され、それぞれが臨時予防接種所を設けるか、予防注射班を組織して巡回させるか、あるいは開業医に委託して実費または無料で接種を行なっていた（『流行性感冒』第六章）。防疫のために多大な労力と経費を強いられたわけであるが、インフルエンザは細菌ではなく濾過性病原体と呼ばれたウイルス（一九三三年に発見）であるから(9)、伝研と北研の論争もワクチン製造も徒労に終わったことになる。

伝研と北研の論争を伝研の所長であった長与又郎は次のように皮肉を込めて日記に記していた。すなわち、伝研では肺炎双球菌・インフルエンザ菌の混合ワクチンと同混合血清を製造しているが、「余の考えにては（北研が製造しているインフルエンザ菌ワクチンの）感作は悪し、無効なりとの証」はなく、加熱のほうが優れているから、これを主品として（伝研では）販売すると決める（一九一九年一〇月二五日および一二月四日）。翌年一月になると連日、感冒ワクチンの注文が多く、所員を大動員して夜間作業に当たらせ、伝研の所内に「悪性感冒予防注射所」を設けていたが、病室の過半はインフルエンザ肺炎の病人（一月一一、一二日）。「余の案にては収入は流感のみにて約十万乃至一二三万円に上るべし」と賞与について目算もしていた（一月一五日）。「昨今、東京市の流感死者、日々二〇〇―二五〇に及ぶ。昨年の最多時期一八〇を超過すること遥かなり」。また衛生局からは「製造能力の拡大（伝研一五万人分・北研七万人分、その他八万人分、計一日三十万人分）」を求められていたとある（一月一七、一八、一九日）。

『医海時報』（一三三五号、一九二〇年一月）は「嗚呼《ああ》斯の惨然たる光景を観よ、患者既に五十万、死者一万五千」と見出しを付け、あたかも「弘安の元寇の襲来」よりも甚だしい勢いをもって全国に蔓延し、死者・患者を算するに至った。往年のペスト流行の際に設けた臨時防疫局を内務省に設けるべきであると主張していたが、北里柴三郎記念博物館所蔵資料によれば、一九二〇年一月一一日「三田福沢家より子供流感との電話」があり、「三田にて予防注射する」ことになったとし、また北研では「ワクチン大売行、大多忙なり」とある。神奈川県高座郡橋本村（現相模原市橋本）の地主相沢菊太郎の『相沢日記』[10]をみると、彼は用務のため訪れた藤沢の郡役所にて警察医から「寒（感）冒予防ワクチン注射」を受けていた（一九二〇年一月一四日）。なお、石黒直悳が山県有朋宛に出した書簡（一九〇一年二月一日）[11]には「大山（巌参謀総長）は日来インフルエンツアの気味にて引籠《ひきこも》り相成居候……桂（太郎、同年六月に第一次桂内閣を組閣）閣下は殆と全快之様子に候」と記されているが、これが一八九〇年代流行の残滓だったかどうかわからない。

（1）アルフレッド・W・クロスビー著、西村秀一訳『史上最悪のインフルエンザ』第二、三部、みすず書房、二〇〇四年。
（2）速水融『日本を襲ったスペイン・インフルエンザ』藤原書店、二〇〇六年。
（3）内務省衛生局編『流行性感冒』平凡社復刻（東洋文庫）、二〇〇八年。内務省衛生局編・西村秀一訳『現代語訳　流行性感冒』平凡社、二〇二一年参照。
（4）『長与又郎日記』によれば、大河原には北研の北島多一・志賀潔・草間滋の三部長が指導にあたっていたとある。ファイファー氏菌については、注1同書クロスビー第四部三三二―三三五頁参照。
（5）田口文章ほか「インフルエンザ菌：誰が最初の発見者か」『日本細菌学雑誌』五〇‐三、一九九五年。

（6）国立国会図書館デジタルコレクションにより閲覧可能。
（7）檀原宏文監修、林志津江ほか訳『北里柴三郎学術論文集』二三三―二三六頁、北里研究所北里柴三郎記念室、二〇一八年。
（8）内務省衛生局編『流行性感冒』第六章。星一が創業した星製薬株式会社については大山恵佐『努力と信念の世界人　星一評伝』一二五―一二六頁、共和書房、一九四九年参照。
（9）注1同書第四部三五七―三六一頁。
（10）相沢栄久『相沢日記』私家版、一九六五～六七年。新村拓『在宅死の時代』八〇頁、法政大学出版局、二〇〇一年。
（11）尚友倶楽部山県有朋関係文書編纂委員会編『山県有朋関係文書』第一巻六四頁、山川出版社、二〇〇五年。

三　伝研長与又郎と北研志賀潔の間に起きたワクチン論争

『長与又郎日記』（一九二〇年一月二六日）は「北里に警告すべし。けだし吾人は北研製品に許可を与うるに際し（伝研は予防消毒剤の検査、予防治療薬の検定機関でもあった）、インフルエンザ菌・ワクチンと訂正せしめたり。しかるに使用書においてインフルエンザ菌・ワクチンとありて、ビン及び筒貼紙にはインフルエンザ・ワクチンとあるを以つてなり。これを衛生局に警告し監督を促し置きたり」

と記している。

その翌日のこと、「夜、(内務省官吏の)内野仙一氏来訪。議会提出の質問書に対する答弁書に就て協議す」。内野の質問は「ワクチンは病原体に対して行うもの、インフルエンザの病原を未定として各種のワクチンを出すは如何」と伝研を批判する話であったといい、二月一日には「滝、内野等が如何に北里の鼻息を窺いつつあるかを三十日の夜に実見し、今更の如く彼等の憫然《びんぜん》たる生活を苦々しく思いたり」とある。同月四日には衆議院議会において医師の土屋清三郎議員がワクチンに関して滑稽なる質問、すなわち、インフルエンザの病原体は北研がいうようにインフルエンザ菌であるから、これに対するワクチンを作るべきではないかと伝研を非難する内容の質問をしていたことに対し、長与は「土屋は北研提灯持《ちょうちん》ち」と批判していた。

長与は一九二〇年三月一八日になってインフルエンザ騒動を振り返り、一月から三月にかけては最も多くの時をインフルエンザの問題に費やした。ワクチンの製出に昼夜全力を注いだのは一月一〇日より二月の下旬までで、約二七〇万人分を製出して、兎に角、責を果たすことを得たと述べている。

四月三日衛生学会において長与が流感について演説した際、討論の場で北研の志賀潔から愚問が出たが、その二週間後、志賀は内野仙一や土屋清三郎が主張したことの繰り返しとなる論を『医海時報』に発表していたとある。同誌「長与博士のインフルエンザ予防注射を論ず(志賀潔)」(一三四七号、一九二〇年四月)には、「インフルエンザの病原は西洋諸国に於ても区々にして一定せず。(長与)

博士自らも亦病原を決定するに至らず。従てワクシン（ワクチン）の予防注射も其効果に就て確信を以て行ひしに非ず……之（ワクチン）を実に二百五十万人に使用」している。長与博士が自信もなくワクチンを製造し、何らの試験を経ずに公衆に応用、しかも二五〇万人の多数に施行したのは至当の行為といえるであろうか、といった趣旨の記載がなされていた。

ところで、熊本の福田令寿が発行していた『衛生時報』（二号、一九一八年一一月二五日）には「防疫上の失態――志賀博士感冒論」と題して、「茲に星製薬会社と云ふのが本年十月二十七日東京の各新聞に大広告を出して一種の感冒用のワクチンを提供し、各学校に無料寄贈して流行性感冒の予防及び治療に用ひしめんとして居る。之は英国のライトの法に倣《なら》ふ、肺炎球菌、インフルエンザ菌、ブドウ状球菌、連鎖球菌、仮性ジフテリア菌の五種の混合ワクチンであるさうな。此広告に就いて（志賀潔）博士は防疫衛生上看過出来ない。まだ原因が判然しないのに漫然予防注射を行はしめることは誠（に）公衆衛生上断じて許すべからず。防疫上斯んな失態が出来たのは嘆かはしい……仮りに今度の感冒が前記五種の黴菌の一つに因るとしても、注射したワクチンは全量の五分の一しか、為にはならぬ。五分の四は無用有害である。之は無謀である。危険を犯すのだ。害毒を流さう。ライトの法と云ふが、ライトは偉い学者でもない。英国でも彼は商売化したと云はれて居る。一体ワクチンを売薬化せしむるは衛生上の大問題だ、禍根だと歎じ、切に衛生当局の猛省を促して居られる」と論じていたが、これは『医海時報』に発表するおよそ一年半前のことであった。

衛生学会が開催された一九二〇年四月の一、二日、北研では第二一回北里研究所同窓総会を大日本私立衛生会の会堂において挙行。北里会長に代わって北島多一が開会の辞を述べたあと、演説討論（一題一五分、討論五分）に移っているが、「インフルエンザ」に関する演説討論は「大いに賑ひ遂に数題を次日に延ばすの余儀なき」に至ったと伝えている。そのなかには海軍軍医中佐の氏家孝次郎による「北里研究所より分与せられたる流行性感冒治療血清の効果に就て」と題する報告があり、「病症の初期中期に使用すれば頗る有効」であるが、「多量に得られざるを遺憾」とすると発表していた。(1)

一九二〇年四月三日の衛生学会以後、長与は病気のため長く伝研を欠勤することになる。翌二一年四月二三日、出勤した長与は伝研においてインフルエンザ会議を開催。そこにおいて現今の作業状況を聴取し今後の方針と分担を決めるとともに、伝研として一八年以来のインフルエンザに対し各方面の研究業績を完成させ、これを邦文および英文のモノグラフとして発刊する必要性を所員に説き、また「近時、技師の或る人々に於て卑屈退嬰《たいえい》の考えを有するものあるやを聞く。之が改善の急務を説く。この日は技師会でもインフルエンザ会議でも随分思い切つた苦言を述べた」と日記に記している。

インフルエンザ・パンデミックも落ち着きをみせた一九二〇年一〇月、伝研との間で激しい論争を繰り広げていた志賀潔は、同年四月に慶應義塾大学医学部教授に着任したばかりであったが、第三代朝鮮総督・海軍大将斎藤実の赴任要請を断った北里に代わって、志賀が朝鮮総督府医院長兼京城医学専門学校長に着任。(2) 志賀が北研を離れたことで、伝研と北研との表立った対立はみられなくなった。

なお、『医海時報』（一四二一号、一九二一年九月）はインフルエンザ・パンデミックの頃を思い出してか、「予防医学の奨励を図れ」と題して「（東京帝国大学医学部内科学教授の）三浦謹之助も（医海時報社の）記者に言っている。医学の目的は治療と予防にあるが、予防が閑却されている」と訴える記事を掲載していた。

（1）『細菌学雑誌』二九六号付録、一九二〇年。
（2）高橋功『志賀潔』六二―六三頁、法政大学出版局、一九五七年。

第五章のまとめ

ここでは、政府が行政整理の一環として伝研を東京帝大医科大学に移管させる勅令を発したことに独立自尊の気構えを持つ北里が反発し、北里および所員は辞職して北研を創設するに至るが、それ以後、伝研と北研とはさまざまの場面で張り合うことになった。インフルエンザ・パンデミックでの病体をめぐる両者の対立もそのひとつで、北研は病原菌をファイファー氏菌と主張し、伝研はそれに同意しなかったことで、道府県ではさまざまな菌株を用いたワクチンの製造に多大な労力を強いられている。北研と伝研のワクチンをめぐる論争は国会の場にまで持ち込まれて先鋭化するが、北研の論客志賀潔が朝鮮総督府医院および京城医専に赴任したことで、両者の対立がひとまず鎮静化するに至ったことをみた。

第六章　学用患者と済生会

一　大逆事件が生んだ済生会の救療事業

一九一一年三月、東京帝国大学医科大学の学生太田正雄（木下杢太郎）は雑誌『スバル』に『紺屋和泉屋』を発表。(1)これは前年の五月に発覚した天皇暗殺計画（明科事件）を口実に社会主義者・無政府主義者が治安警察法にもとづき逮捕・検挙され、大逆罪で二六名が起訴されるという大逆事件をバックに創作された戯曲で、守旧的なものを批判し欧化思想にみる自由、革新、個の確立に希望を見出し懸命に模索する染物屋の一人息子と、家父長制のもとにある家族・親族とが対立し互いに苦悩を深めることになった情景を描いたものである。

大逆事件の首謀者に対する大審院の死刑判決は一一年一月一八日で、二四名のうち一二名は二四、二五日に執行。そのうちの一人幸徳秋水は「世界の平和、道徳、自由と平等、生産・分配の平等を破壊する帝国主義はペストのようなものであり、愛国心はその病菌であり、軍国主義はその伝染を媒介するものである」と叫んでいた。(2) 太田は事件発生の直後にペンを取ったようで、事件が彼に与えたショックの大きさが知られる。

場面は元旦の凍《い》てつく夜、「三味線一つ弾くのもあたり近所へ気兼ねなんですの……まあから謹慎していないと跋《ばつ》が合わないんですもの」と、染物屋の座敷で四人の女が不景気つづきの世を愚痴っているところからはじまっている。東京では天皇の暗殺を謀ったとして社会主義・無政府主義者らが逮捕される事件が起き、そのことが彼女らの住む港町の炭鉱に起きた騒動にも関わっているとして、警察が動きはじめているとの夕刊記事を教えられた染物屋の女将は、息子の幸一が去年の春頃からあの山（鉱山）に居り、また「あの主義の事から始終お上《かみ》の注意を受けていた」ことから不安に襲われる。そこに鉱山の様子を見に行っていた親戚の者が、警察の目から逃れるために雪の山道を越えて幸一を連れ帰り、「幸一は罪人ですよ……厳しく手が廻つているのですよ。一刻もぐづぐづしちや居られない」といって女たちに飲食物を用意させ、父に幸一を会わせようと図る。

幸一が語るには、両親や親戚一同に対し済まないことをしたと謝りたい気持ちはあっても、「それを私の心は許さないのです。私は何にも悪い事をして居ないのですよ。私は私の良心の命令通りに生活して来た丈ですよ……今迄の奴隷の生活から出て、始めて新しい自由の世界に行くのです」と。さらにつづけて「自分たちの便利の為め許り《ばか》に、何時までも古い因襲を護つて行かうと云ふ傲慢な人達」がもつ権力に対し、私たちは「心の革命」という武器をもって、手始めに「鉱山の、あの無智な二万人の眼を開けてやらう」と働きかけた結果、炭坑のなかに「早く新しい世界になれ」という響きが行き渡りはじめるようになったのですが、その動きを知った鉱山の上役たちが壊しはじめたのです。そのうち東京でとんでもない騒動が起きたとの知らせを受け、東京に帰ってみれば、すでに後《あと》の祭りでしたという。

取り乱した母は幸一のいる庭に飛び降り、「何もお前がそんな事をしなくても、それにはお上の人達がどうでも善くやつて下さらうぢゃないかえ、何もお前が猪口才《ちょこざい》に」と口説き、父は「義理のある堀さんの山で、ああ云ふ騒動を起こすなどと云ふ事は、誰が考へても、善い事ぢゃない。その上お前は東京でまたあんな主義の仲間と気脈を通じ居るなどと、もう私には心にも考へられない事ばかりだ」と首を振る。それに対し幸一が「義理よりももつと大事なものが人間にはあるのですよ」「(それは)自分の心の命令です」と応えれば、父は庭に降りて「この通り頭を地べたにつけろ。お上へも、ご先祖さまへもお詫を申せ」と強いるが、幸一はその場から静かに立ち去り、幕が降りる。

ここにみられる社会的権威への懐疑や批判、自己に忠実であろうとする志向は後年、東北帝国大学医学部教授となった太田が癩患者に対する政府の絶対隔離策、研究者が提唱する遺伝説・体質(素質)説に対し科学的実証主義の立場から警告を発していた姿勢に通じているように思われる。

大逆事件は太田正雄に戯曲を書かせただけではなかった。大審院判決から一ヶ月も経たない二月一一日、明治天皇の意思表明である「済生勅語」の発布をみている。勅語によれば、今日の経済変化によって動揺した国民のなかには進むべき方向を誤るものも出ているので、政府は勧業と教育に意を用いて国民の健全な発達に尽力するとともに、困窮のために医薬を求められず、天寿を全うできない者が出ないよう施薬救療、すなわち済生の道を講じなければならないとし、一五〇万円を下賜するというのである。「天皇を輔弼し其の責に任す」と憲法に規定され、天皇に対してのみ責任を負うという当時の第二次桂太郎内閣は国庫負担に依らず、この内帑金を呼び水にして広く醵金を募り、官民がこぞって救療に当たることで国民の一体化が図れるとして、恩賜財団済生会の設立を企図する。天皇の意思を推し量って設立が企図されたものの、募金活動は景気の低迷、労使紛争や小作争議の発生、企業間の格差拡大もあって、産業界や資産家からの積極的な寄付もなく苦労することになった[3]。

それでも一九一一年五月には天皇の慈恵を認識させるための恩賜財団法人組織と諸規則等の整備が図られ、済生会総裁には伏見宮貞愛《さだなる》親王、会長に桂太郎首相、顧問に山県有朋枢密顧問官、嘱託に松方正義枢密顧問官、渋沢栄一ほか、評議員会長に後藤新平、監事に大倉喜八郎（合名会社大倉組）ほかが指名され、医務主管として北里柴三郎が委嘱された。本部事務所については初め内務省内に置かれたが、一五年芝赤羽町に新設され、診療所のほうは一二年に細民街の多い東京市本所・深川の両区に設置されたのを皮切りに浅草・下谷・小石川の三区に、つづいて大阪市、和歌山市に設置され、病院は一三年に神奈川県、一四年に東京市、一五年に大阪府に開院となっている。

しかし、医療機関を継続的に開設していくことは財政面から困難であり、そのため済生会では官公立病院・赤十字病院のほか、医師会等を通じて私立病院・診療所等に施療救療を委託する方式をとることになった。すなわち、済生会発行の医療券を預けられた方面委員（民生委員の前身）・警察署・区役所では、定められた範囲にある困窮病人に所定の医療券を交付し、病人がそれを持参して済生会委託の医療機関を受診すれば、その医療機関には後日、済生会より医療費が支払われるという仕組みである。[4] 一九一五年四月芝赤羽町に基幹病院となる東京済生会病院（現東京都済生会中央病院）が新設されると、一〇月医務主管であった北里が院長を務めることになり、また院長の発案によって乳児院も開設されている。[5]

済生会の発足以前より施療事業は、官公立病院・赤十字病院・私立病院・施療病院・開業医・医学校付属医院が担っていたが、医学校付属医院においては一八七〇年一〇月、医学教育および医療機関における系統解剖・病理解剖が官許されたことにより、学生・生徒の解剖実習用に処刑屍体・獄中病屍体、特志者（解剖後の弔いを期待して願い出る者）、養育院での死者に加え、施療患者を積極的に取り込んでいた。[6] 一八七五年四月北里が入学した東京医学校（七七年四月東京大学医学部、八六年三月帝国大学医科大学、九七年六月東京帝国大学に改称）では、死後の解剖を承諾した施療患者を学用患者として扱う「給費患者制度」を七七年に設けている。

「学用患者制度」あるいは「給費患者制度」とは失業によって都市の下層社会に沈殿していった単純労働者らが病気や高齢化によって窮民となったとき、無料治療と引き換えに教育材料となることを承諾させるシステムである。近代医学はこのシステムに依存して進歩を遂げてきたのであった。

学用患者とは「研修中の新人医師が担当する患者」（正木不如丘《ふじょきゅう》『篤志解剖』）、「粗診粗療がまかり通っている患者」（「施療患者の手記」）、「さながら罪人扱いされる患者」（『万朝報』）、「施療の故をもって蔑視的差別待遇に甘んじなければならない患者」（『日本患者同盟四〇年の軌跡』）、「医師の試験台になることを受け入れた患者」（荻野憲祐「学用患者と医師に刑事責任」）などと明治・大正・昭和前半を通じて呼ばれており、患者に向けられた視線は冷ややかで、人権は無視されていた。(7)

東京大学医学部では一八八六年、解剖教場内に人体病理学および動物実験にもとづく疾病変化の過程を探求する実験病理学の拠点を築くとともに、九六年には帝国大学医科大学付属医院の制度改定を実施している。その頃、医学部では東京市養育院（孤児・捨て子・行路病人ら六〇〇人ほどを収容）に医師を派遣する代わりに献体を受ける契約を結び、年々五〇体ほどが研究材料に回されていたが、医学部撰科生（医学校卒業者と同程度の学力を有する者が入学）であった光田健輔は正科生の嫌がる癩病人の病理解剖にあたっているうちに癩病に関心を抱き、九八年撰科を終えて養育院に就職していた。(8)なお、付属医院長を務めた塩田広重の回想録によれば、私費患者の入院を制限し学用施療患者の入院を主とする研究主体の病院改革を推し進め、官費（学用）患者の募集広告を官報・新聞に掲載したとあり、(9)一九〇一年には東京市立駒込病院から研究用の施療患者を付属病院に入院させている。

明治初期に創設された地方の医学校でも実習用屍体がなかなか得られず苦労していたが、一八七〇年代後半には、全国各地で西洋医学を修めた開業医（洋方医）たちが医会・医師会を結成し、技術向上を図ろうと病体解剖をはじめたため屍体需要が一層高まっていた。ちなみに、北里が入学した熊本の古城医学校、その後身となる私立熊本医専・県立医専の校長を務めた谷口長雄は、解剖実習用に身寄りのない炭坑夫・囚人、行き倒れの屍体、施療患者の確保に努めるとともに、「患者を一人でも多く引付けんとする病院政策としては極めて不利益であるが、仮令《たとえ》一人の患者を失ふも、百人の患者を治する良医を養成することを得ば、その意義極めて尊きものがある」として、施療患者だけでなく、一般自費患者を学生生徒の実習に供する「学用患者取扱内規」（一九〇六年）を定めたと述べている。(10) 一般自費患者を実習に供する病院という評判が立てば、患者が減る恐れは十分にあったが、学生のために踏み切ったというのである。なお、一九一〇年八月の日韓併合により設置された朝鮮総督府でも、同年一一月朝鮮総督府医院に施療患者を収容し、学用患者の屍体解剖に関する規定を設けていた。(11)

東京済生会病院では貧民以外にも中産階級の診療も併せて行なっていたが、それは施療費用の捻出のためであり、(12) 施療に重点を置くべき官公立病院・大学付属病院においても同じであった。そのことに関して中産階級の診療を主に担っていた開業医たちは不満を抱き、『医海時報』「医科大学の施療患者に就て」（七二〇号、一九〇八年四月）では、開業医と大学病院とが患者を奪い合う関係になっていることに触れ、双方の対立の解消を図るには、大学が施療券を医師会に供託し、その券を開業医から患者に渡してもらって患者を大学に向かわせ、大学はそのなかから学用患者をリクルートすれば、施療費不足で学用患者が得られない状態が解消するだけでなく、中産階級の自費患者を診る時間が浮いて研究にも当てられるという案を示し、大学は真に貧民だけを診る施療病院に徹すべきであると主張していた。

『医海時報』（八五九号、一九一〇年一二月。一〇四八号、一四年七月。一一六八号、一六年一月ほか）によれば、その後も大学・医専における学用患者不足はつづいていたが、その背景のひとつとなっていたのが学用患者費の不足であった。同誌（一二二四号、一九一七年九月）は某学校の状況を次のように伝えている。すなわち、諸雑費や石炭費の不足も加わってきたため、仕方なく学用患者数を半分に減らしてみたが、それでも経費が足りない。その旨を文部省に訴えても予算が計上されることもなく、今は「節約すべき時候」と観念したとあり、また同誌（一二六〇号、一九一八年八月）では、官立医専付属医院の学用患者費予算は一人一日五〇銭であって、一昨年に幾分か増額されて漸く工面をつけたが、昨今の（大戦景気にもとづく）「物価騰貴」により現状を維持することができない。少なくとも諸経費合わせて一人一日一円二〇銭が必要であると嘆き、同誌（一四二〇号、一九二一年九月）においては、官立医専から大学に昇格すれば付属医院に収容すべき患者数の標準は四〇〇名となるが、学用患者費として支給される金額はわずかであるから、確保できる学用患者数は「九牛の一毛」とならざるを得ないといった泣き言を紹介していた。[13]

一九二一年東京府外の一〇数県の医師会が「医療機関の充実に関する建議」を大日本医師会（一九一六年一一月道府県医師会を糾合して誕生した全国組織の医師会で、会長は北里）に提出。金杉英五郎医師（東京慈恵会医科大学学長・前衆議院議員）による提案理由を『医海時報』（一四三四号、二一年一二月）は次のように報じている。すなわち、学用患者が少ないのは収入を主とする病院経営のあり方と物価の騰貴のためである。たとえ学用患者を多くしたとしても、研究に用いる全身解剖数が希望のごとく増えるわけでもない。死後、好材料たるべき患者が出ても、死期近くになって病人が自宅に帰ることを希望し、保証人を連れてきて帰るといった場合、これを止めることは医師にも病院にもできない。一方、東京慈恵会（一九〇七年設立の東京慈恵会医院）では屍体解剖が多いのであるが、それは患者に帰る家がないためである。最近は獄死者、刑死人も少なく、金を出して東京から屍体を供給してもらうにしても、東京から新潟の医専まで一体につき一二〇円の経費がかかるといい、学用患者制度に不備があるのではないかというのであった。

一九二三年の第四六議会では、中原徳太郎議員（医師、のちに日本医科大学長）ほか各派所属の医師出身議員提出の「医育充実に関する建議案」に関して、各方面から意見を聴取したところ、本人または遺族の意思を尊重して解剖に付するのを可とする考えが多数を占めたと『医海時報』（一五〇二、一五〇三号、二三年四月）は伝え、また同誌（一五〇五号、二三年五月）は医育機関の担任教授からも「研究資料用の屍体問題」の建白書が提出され、さらに官立大学事務打合会からは「文部省は自給自足の強要によりて自己当然の責任を回避し、その結果、ますます学用患者をして有名無実化せしむ」といった非難の声が上がっていたと報じている。いずれにしてもすべてが医師本位の議論であって、患者側に立った議論はなく、ましてや学用患者は蚊帳《かや》の外に置かれたままであった。

（1）『現代日本文学大系』第二五巻所収、筑摩書房、一九七一年。
（2）『二十世紀の怪物　帝国主義』一四五—一四六頁、『日本の名著』第四四『幸徳秋水』所収、中央公論社、一九七〇年。
（3）『恩賜財団済生会七十年誌』四―一六頁、社会福祉法人恩賜財団済生会、一九八二年。
（4）右同書五四―六一頁。新村拓『近代日本の医療と患者』三〇二―三〇四頁、法政大学出版局、二〇一六年。
（5）『東京都済生会中央病院五〇年史』三―一二頁、東京都済生会中央病院、一九六七年。
（6）香西豊子『流通する「人体」』五三―五五、七〇―七一頁、勁草書房、二〇〇七年。
（7）注4新村拓同書二九―三一、二九六―二九七頁。
（8）『愛生園日記』三〇頁、毎日新聞社、一九五八年。
（9）注4新村拓同書七九―九七頁。塩田広重『メスと鋏』三七頁、桃源社、一九六三年。
（10）注4新村拓同書一〇六―一三八頁。谷口長雄先生伝記編纂会『谷口長雄伝』九四―九五頁、同編纂会、一九三七年。
（11）近現代資料刊行会編『戦前・戦中期アジア研究資料』一『植民地社会事業関係資料集』朝鮮編一二（同刊行会、一九九九年）所収『朝鮮総督府医院二十年史』二五頁、同医院、一九二八年。
（12）『恩賜財団済生会の救療・其三』一三一―一三三頁、恩賜財団済生会、一九二八年。
（13）一九二一～二三年にかけて医専の医科大学への昇格が相次いでいた。

二　済生会にみる学用患者の扱いと北里院長の対応

『医海時報』の記事をみただけでも、いかに医育・医療機関が学用患者不足の状態に対し危機感を募らせていたかが知れるが、一方、施療を担う目的で創設された済生会では施療患者を学用患者としてはならないといった不文律が存在していたようである。同誌（九四四号、一九一二年七月）は社説や「救療と学用に就て」と題する記事においてその件に触れ、済生会は救療を医師会等に委託するに際して「当局者のなかには学用に供せざる事」の一条件を付している。これは「内務省当局が地方官に指示せしためなり」と聞いている。病院に委託するにあたっても同様の条件を付しているが、「済生会が何故、病院又は院長に患者を託すること」をしないで「院内の個人医員に委託しているのか」といえば、「病院又は院長に患者を託せば、世間より学用に供」していると認識される恐れがあり、それを憂えてのことである。済生会は「陛下の至仁なる思召し」によって成ったものであるから、施療患者も含め全ての患者を同じ扱いにすべきであるとの由である。記者はこれらを聞き取った後の感想として「学生のための学用に供するのではなく、一人前の医師の学用に供するのであるから、問題はない」のではないかと述べていた。

一方、北里が一九一三年に設立した日本結核予防協会、その地方組織の一つである大阪結核予防協会の設立に深く関わった大阪府済生会病院長の石神亨（一八九二年私立伝研に入職）は、一一年の関西医師大会において「社会の進歩に従ひ貧富の懸隔《けんかく》は年に月に甚しきを加ふ。貧民救療の必要なることは、敢て多言を要」するまでもないことであるが、「医科大学、医学専門学校に於ける学用患者は、施療には相違なきも、其目的が既に学用なるを以て名実共に貧民救療の目的に叶はさるや勿論」のことである。しかるに、我が国には施療機関が少なく、地方においてはほとんど皆無に近い。地方に施療を必要とする貧民患者がいないというわけではない。現に大阪市医師会の調査によれば、「明治四十年中、市内七百有余名の開業医師が施療せし薬価の合計金額は拾弐万円以上を算」している。今後は開業医各自が施療するのではなく、施療病院を建て、そこに開業医が毎月若干時間をさき、無報酬で施療にあたるような方向に持っていくべきであると論じていた（『医海時報』八八三号、一一年五月）。すなわち、石神は大学・医専における施療患者は貧民救済ではなく、学術研究が目的になっていることを非難しているのである。

さらに、石神は一九一六年一〇月小河滋次郎主催の救済事業研究会での講演「大阪府済生会の診療事業に就て(1)」において、済生会の施療患者に触れて次のようにいう。「今までの我国に於ける施療病院を見るに、中には施療其物が目的でなく、学術研究の目的で、或は教授用の目的で施療患者を収容して居るものがあつて、従つてこれ等の処では、若し不幸にして死亡する時は解剖を行ふと云ふ事を約束して入院させて居る所もある……少なくとも此方法に於ては研究と云ふ事が主眼になつて居るが故に、単に不幸な病者を助けてやらうと云ふ様な考（え）とはどうしても異つて、事につけ折に触れて其精神が医師や看護婦の態度に現れて来る。又患者の方でも自分で相当に利益を与へて居り、且つ死後までも利益を与へるのだから、何もそう遠慮する事は無いと云ふ様な考（え）が心の底に潜《ひそ》んで来る」。

それに対し済生会では「一切施療患者を研究上の犠牲にしては成らぬ」と規定している。「即ち入院に当たつては敢へて解剖の予約などはしないのである。真に救療を要する貧民であると云ふ事が判《わか》りさへすれば、無条件で入院もさせ、又治療もする。従事する医員も其故にこの意を体《たい》して、他の病院に於ける施療患者に対するとは全く異つた考（え）でやらなければならぬ。即ち溢《あふ》るるが如き同情を以て、誠心誠意治療すると云ふ事……これが吾々の理想であり又理想としなければならぬ処と信じて居る」という。

そして最後に「現在最も救療の必要を見るのは、寧ろ所謂窮民よりも今少し上等の階級であつて、社会からは相当の敬意を払はれ、従つて共に相当する体面を維持して行かなければならぬ位置に在つて、しかも実収入の点から云へば貧民と相距《へだた》る事遠からざるか、若くはある場合、貧民以下なる一階級である。即ち月収二、三十円の間にある月給取或は小商人などが此に属する者……（彼らは）一度病気殊に肺結核の如き病気が起つた時には、其一家は殆んど滅亡であります。少々位の貯蓄は瞬く隙に消えて了《しま》う。加之多くはかかる人には貯蓄の余裕は無いのであります。病人を見殺しにするか、それでなければ借金をするか、或は雇主、親、兄弟、親戚等の厄介になるより外に仕方が無い」。彼らは皆相当に有能で、よく保護すれば立派に役に立つ人であるから、奈落のどん底に陥らせることは国家にとっても大損失である。ドイツの疾病金庫の制度に倣って、我が国でも保険会社或は官営保険などで、この方面の制度作りに着手すべきで、今日のごとき医師会と衝突するような保険ではないものを考えよ、と述べている。

要するに、済生会における施療患者は他の施療病院とは違って、貧民救療の目的に適わない学用患者の扱いにしていないこと、済生会は「先帝陛下が躬《みずか》ら御節約を遊ばされ、宮内省一ヶ年の経費の半を割《さ》いて御下賜になつたのが基本」となって、また「一般の方からの浄財」によるものであるから、寄付者の趣意である「世の中の不幸な病者に適当な治療の道を開き、一人でも多くその恩恵に浴」させるため、節約に努めている特別な病院であるというのであった。

さて、東京済生会病院長を一九一五年から二三年年まで務めた北里が、この問題をいかに考えていたのであろうか。資料が少なくて詳しいことはわからないが、石神が北里のもとで働き（一八九四年香港に発生したペスト調査に北里の助手として同行、ペストに罹患して九死に一生を得ていた）、かつ北里に親炙していたことからすれば、北里も石神と同様な考えを持っていたと推測される。

伝研の治療部長を務め、北里の信頼が厚い高木友枝も石神同様の考えを持っていた。本書第四章で触れたように、高木は後藤の命を受けて台湾に渡って総督府医院長・医学校長を務めていたが、そのとき医学校は万華《ばんか》区にあった行路病人収容所の施療患者を実習材料（学用患者）として使用していた。しかし、行路病人収容所と医学校との間に距離があったところから、その「不便不備を急速に除く為、日赤台湾支部医院を創設して之を実習に充当すること」にしようと考えた高木は、自分が日赤台湾支部副長でもあったので一九〇五年日赤医院を竣工させた。同院の運用をはじめたところ

「赤十字社の趣旨から医学生の実習に供用することに反対する者」が出たため、彼は総督府より学用患者費として年々補助金を出させるように取り計らい、「貧困者を施療し一般人に対しても低額診療を施した」ので喜ばれたという。[2] 日赤の患者を学用患者にするのをやめ、医学生の実習には学用患者費によって募った施療患者を用いるように変更したわけである。明治天皇の「済生勅語」より生まれた済生会と明治天皇の皇后が名誉総裁を務める日赤との違いはあるが、施療患者を学用患者扱いにしないという点では同じであった。

ところで、一九一九年から三四年まで伝研所長を務めた東京帝国大学医学部病理学教授の長与又郎が書き残した日記[3]の二〇年一二月一七日をみると、病気で欠勤をつづけていた長与が復帰したその日、所員を集めてインフルエンザ研究に関する研究方針と役割分担を定めているが、長与は「研究材料を得るに努める」ということに関して、「入院患者はその二分の一迄を施療とすること」「陸軍近衛兵の材料を得ること」「その他養育院、三井（三井記念病院から一九年四月財団法人泉橋慈善に改称）、胃腸病院等より喀痰を得ること」の指示を出していた。血清・ワクチンの開発にとって不可欠な臨床試験（治験）を実施するために、入院患者の半分を施療患者にするよう命じ、被験者の確保に努めさせていたのである。

北里が所長であった頃も、血清・ワクチンの開発において長与と同様な措置を講じていたと思われるが、北里が東京府広尾病院（一八九五年、かつての避病院を常設化したもの）の監督嘱託となっていたとき（医長北島多一）、コレラの流行を食い止めるため病院において、自分たちが研究製造した血清を「患者に実地に応用する事の機会……人体に応用する事の機会を得たのは実に不幸中の幸であった」と述べていたが、その一方で「まだ世の中の人が公認しない処のものを以て人身に試用するのは宜しくない」との攻撃も受けたことから、「真正の学者のする事は悉く精試詳験の上ならでは之を人体に応用せず」と答え、人体実験に至るまでに行なってきた動物試験の詳細な記録を開示し、その後、同病院に担ぎ込まれた患者のなかから真性のコレラ患者を選び出し、そのうえで血清療法を試みた結果を『大日本私立衛生会雑誌』(一五〇号、一八九五年)「コレラ病血清療法」にまとめて発表していた。施療患者を用いた血清・ワクチンの開発を行うにしても精試詳験のうえで実施していたことが知れる。

(1) 『救済研究』四 - 一〇、一九一六年。
(2) 高木友枝先生追憶誌刊行会編『高木友枝先生追憶誌』「祖父高木友枝を語る」、同会、一九五二年、国立国会図書館デジタルコレクションによる。
(3) 小高健『長与又郎日記』学会出版センター、二〇〇一年。

第六章のまとめ

日本医学の近代化は学用患者を生み、彼らを用いた実験や解剖によって得られた知識が医学の進歩にとって不可欠なものとなっていた。それゆえ学用患者の需要は高く、その確保に医療・医育機関は振り回されていた状況を本章前節においてみた。後節では大逆事件後に恩賜金と一般拠金によって設立された恩賜財団済生会が、官公立病院・赤十字病院・私立病院・治療所に施療救療を委託する仕組みを作るとともに、東京済生会病院を新設して北里を済生会の医務主管および同病院長に任命。一般の医療・医育機関では給費患者制度を設け、学用患者を用いた医学教育や治験などを実施していたのに対し済生会病院は下賜金と浄財によって生まれた病院であるから、施療患者を学用患者としてはならないとされていたこと。施療患者を日常的に研究材料として用いてきた伝研や北研にいた北里にあっても、その済生会病院の原則に従っていたことについてみた。

付論　温泉養生の経済効果と衛生

一　患者が集中する熱海で訴えた北里の肺病対策

火山国日本には全国各地に温泉があり、その記述は古代の『風土記』にまで遡《さかのぼ》ることができる。南北朝期から室町後期にかけて著された「往来物」と呼ばれる初学者用のテキスト、あるいは養生書・医書には湯治の効用がさまざまに説かれており、街道が整備された近世には湯治を楽しむ人が急増していた。湯治旅に出る際、庶民は町役人・村役人・旦那寺に「湯治願」を出し、往来手形を発行してもらう必要があり、武士であれば主家に「請暇願」を提出している。江戸の金龍山浅草寺の僧らが提出した「湯治御暇願」をみると、箱根・熱海・草津・伊香保など江戸に比較的近い湯治場が選ばれている。湯治の期間は一般に一廻《めぐ》りを七日とし、三廻りの二一日を基本とするものであるが、ゆったりと湯に浸かって気を休めれば、医書にみる「自然良能の営為」（自然治癒力）も増した

ことであろう。(1)

熱海は一八九〇年代前半、交通の便も良くなって療養地としての知名度を上げ、来客が増えたものの「逗留する肺病患者たちの結核菌が蔓延している」との風評が立ってからは、客足が遠のいてしまったことから、町ではその打開策として一八九三年六月二七日、伊豆熱海温泉寺を会場にして北里柴三郎による講演会を開催する。(2)「熱海と肺病」という演題で北里はおよそ次のように話していた。(3)すなわち、「鉄道が開けて便利になるにしたがって諸方の温泉場に人が集まるということは当り前」であり、そこには健康な人も病人も来る。温泉場は「医者の及ばない所を助くるところ」であるから、「病人の来るのを拒むことはできない」。温泉は肺病によく効くので、ヨーロッパの温泉場では「肺病に対する取締」がいて、温泉場を汚すことがないよう配慮している。

「熱海に人が来なくなったのは、肺病が伝染する病気」であり、肺病人が集まることで「熱海の空気が悪くなっている」と人々が考えたためである。「肺病の毒は病人が吐いた痰に付いている。糞や小便に付いているわけではない。痰のあと始末をしっかりすれば恐ろしいもの」ではないから、病人に痰を吐かぬように、また痰壺のなかにするよう指導すればよいのである。「痰壺の中に洗濯ソーダを入れ、煮立たせた湯を入れて十から十五時間そのままにしておけばよい。それを土に埋めればよいのである」。また「肺病人が寝ていた布団を覆う木綿のカバーを洗濯すること」「部屋の空気を朝夕かえること」。肺病は「十分に消毒すれば恐ろしいものではない」のであるから、熱海の人は「病人が来れば一人でも癒して返そうという程にならなければならない」。

さらにつづけて、肺病対策として考えうることは、第一に「病院を作って養生させること、医者を雇ってその監督の下に置くこと」、第二に「病院が無理ならば、温泉宿の二または三間だけ区別して肺病人用とすること」。また「下水の改良とともに、（下水が）飲料水に混じらぬように改良すること。清潔法（防疫のため官憲が住民に対し溝・ゴミ溜め・便所などの清潔、家の床下の掃除、畳上げなどを強制して監視）を徹底すること」である。熱海はもともと健康な土地である。それがゆえに離宮が置かれ、噏滊館《きゅうきかん》も建てられたのである。噏滊館については「段々と悪い風評」が世間に出回っているようだが、「ヨーロッパの建築に倣って、浴室もよく」できている。しかし、喀血している人に対し蒸気を吸入させるのはよくないなどとも述べていた。

肺病の毒は病人が吐いた痰に付いているから、痰壺のなかにするよう指導すればよいと語っていたが、人の集合地に痰壺を設置することを義務づけたのは、一九〇四年二月公布の内務省令第一号「肺結核予防に関する件」からである。(4) 省令には予算がつかず、警察による取締だけであったため「痰壺条例」と貶《けな》されることになったが、北里の言説はそれより一一年も早いものであった。

なお、講演に先立つ二年前の一八九一年一月、コッホが結核治療薬（翌月ツベルクリンと命名）を発表。欧州では多数の治験が行われ、治療効果は低いとされて抗議の声が上がっていた。そのツベルクリンが日本にもたらされたのは同年三月で、同薬の安全使用に関わる「特例法（内務省令第三号）」が制定されて動物試験と入院患者に対する臨床試験が実施されたものの、有効性に疑問符のつく結果となっている。(5) このツベルクリン騒動の余韻がまだ残っているときに、北里の講演会がもたれたのであったが、講演では結核治療薬について何ら触れることなく終わっていた。

講演の最後に北里が言及していた熱海の離宮（現在の熱海市役所の地）とは、病弱な親王（のちの大正天皇）の療養所として一八八九年に建てられた御用邸のことであり、また噏滊館（湯前神社隣の大湯の傍）とは体調を崩した右大臣岩倉具視《ともみ》が八三年一月、請暇願（胃癌狭窄症）を出して熱海の相模屋で療養をしていた際、同地が健康保全に適した所であるとして侍従長の徳大寺実則《さねつね》と図って、内務省衛生局長の長与専斎と宮内省御用掛の肥田浜五郎に対し療養施設建設計画を立てるよう命じたことが発端となって生まれた施設である。命を受けた長与専斎は公用があって行かれず、代理に一月内務省准奏任御用掛を拝命したばかりの後藤新平を相模屋に行かせたのだが、後藤にとって岩倉公との対面は非常に印象深いものであったと、後年まで記憶していた(6)。対面のあと、後藤は「湯管改造等……電信架設」のために、また長与は「熱海温泉改良」のために熱海に出張(7)。宮内省・内務省の嘱託によってはじまった工事は、八五年二月に竣工。発案者の岩倉は完成をみることなく、八三年八月に死去。噏滊館の建設に走り回っていた後藤新平も熱海に別荘を構えたようである(8)。

宮内省所管の噏滊館は浴場と温泉蒸気を吸入する機器などを備えており、また病患診断および療法指導にあたる浴医局（医師ほかが常駐）、費用徴収にあたる温泉場取締所を設置していた。九一年本館が温泉宿営業者などに払い下げられたのちも営業は続行していたが、一九二〇年火災に遭って廃業となっている。したがって、北里が悪い風評が立っていると危惧していたのは、宮内省が手放したあとの噏滊館であった(9)。

(1) 新村拓『売薬と受診の社会史』二二八—二三三頁、法政大学出版局、二〇一八年。
(2) 熱海温泉誌作成実行委員会編『熱海温泉誌』一五八—一六二頁、熱海市、二〇一七年。
(3) 『速記彙報』第五三冊、一八九三年七月、国立国会図書館デジタルコレクションによる。
(4) 青木純一『結核の社会史』八〇—八一頁、御茶の水書房、二〇〇四年。
(5) 月澤美代子『ツベルクリン騒動』一一六—一七〇頁、名古屋大学出版会、二〇二二年。
(6) 鶴見祐輔著・一海知義校訂『正伝・後藤新平』第一巻四三四—四三五頁、藤原書店、二〇〇四年。
(7) 『東京医事新誌』二五七、二八二号、一八八三年三月、八月。
(8) 熱海市史編纂委員会編『熱海市史』下巻二一四頁、熱海市役所、一九六八年。なお『訂正伊豆熱海温泉場全景(第四版)』(一九二三年、熱海市立図書館蔵、初版は一九一四年)に後藤別荘の記載はない。
(9) 注1同書二四一—二四八頁。

二　新たに認識された温泉の効用

一九〇五年九月に日露戦争が終結。その前年四月血清薬院技師兼部長の秦佐八郎は充員招集に応じて南満洲各地に従軍。旅順陥落後、似島検疫所設置のため召喚され、検疫業務にあたっていた[1]。帰国する膨大な数の傷病兵(廃兵)に対しては、彼らを受け入れる転地療養所が全国各地に開設されることになるが、なかでも熱海（東京第一衛戍《えいじゅ》病院熱海分院）は最大規模の収容人数を誇り、豊富な温泉を利用したリハビリなどが実施されていた。(2) 一九〇七年には軽便鉄道が開通されて湯客が急増。折からの温泉ブームで別荘開発が活発化し、温泉の供給が逼迫する事態を迎えている。(3)

ちょうどその頃、『医海時報』（七九四号、一九〇九年九月。八〇五号、同年一一月）誌上で衛生試験所技師の石津利作が鉱泉調査の必要性を繰り返し訴えており、その後も欧州の事例を引き合いに、鉱泉調査会の設置を強く求めていた。同誌（一一二三号、一九一六年一月）によれば、「現今の医師が理学的療法と薬物療法とを併用せず、専ら後者を用いているのは国家医学上、大いに不利益である。欧州では温泉を大いに活用している。ドイツでは帝国衛生局が学者を調査委員に任命して調査させ鉱泉誌を編纂。浴医が同書をもとに患者に教え、浴泉療法を勧めている。日本でも諸学者・医者を動員して鉱泉調査会を設けるべきである」と。だが、内務省に請願したものの、「当時は行政整理などの声高かりしゆえ、実施をみなかった」という。

その二ヶ月後にも『医海時報』（一一三四号、一九一六年三月）上で石津は次のような記事を書いていた。「明治十七、八年の頃に内務省が編纂したる日本鉱泉誌は気象、風土などの理学的必要なる記載なく、ラジウムなどについての情報もなく、これを以て今日の理学療法上に、同誌を以て基準とすることはできない」。今日、鉱泉を病後の回復に活用しようとする傾向も高まっているが、他方で泉質の適否を理解せずに浴して予後不良に陥っている者もいる。医師が『日本鉱泉誌』（内務省衛生局編、一八八六年）を基準に鉱泉を利用しようにも、同書記載の情報量が不足しているために患者を行かせるわけにもいかない。

そして、私（石津）が一九〇九年の『医海時報』において鉱泉調査の必要を唱導した際、衛生局長窪田静太郎が「各府県に令して調査させ、気象観測等も技術者をして行わせ」ている。そのときに作成された報告書が内務省にあり、窪田はその報告書を「基礎として鉱泉調査会を設け、医師の参考書類を編まん」として予算を見積もって議会に提出したのであったが、「政費節減の声のために割除」されてしまった。「鉱泉の利用は治療法の一手段であるだけでなく、国家経済の上でも良好な結果が得られる……ドイツのカールス・バーデンをみよ。保養客が同地で消費することによって市は潤っている」。温泉は医療面だけでなく保養客がもたらす経済効果も大きいのであると。

石津利作が一九〇九年に鉱泉調査の必要性を訴えているとき、北里は同年八月、ハンガリーのブダペストにおいて開催された第一六回万国医学会に出席。その折、緒方正清（緒方婦人科病院長）を誘って「名にし負ふ（有名な）世界一の大浴場」をもつ温泉地を訪れ、温泉がもたらす二つの効果を実見していた。医学会の開会式は八月二九日夜、三二ヶ国四四〇〇人を集めて開催され、北里は日本国を代表して挨拶するとともに、九月四日までの会期中に「日本における結核」、そして「日本におけるペスト」と題する二講演をしている。[4] 二人が温泉視察に出掛けたのは八月三一日の一時頃のことであった。

緒方正清の記録[5]によれば、街に出てから世界三大鉄橋の一つであるブタペスト橋が架かっているダニューブ河の右岸、セロム山の麓にあるカイゼルバート温泉までは、鬱蒼《うっそう》とした樹木が繁茂する公園となっており、セロム山の頂に立つと眼下にブタペストの街が見える。浴場は一時に数百人が遊浴できる広大な共同式浴池と、泥浴・遊泳浴・電気浴など一〇種類の小さな浴池（鉱泉は硫黄泉・明礬《みょうばん》泉・熱泉・冷泉・微温泉）とに分かれており、浴池の周囲には広壮美麗な客室があって、大廊下が四通八達している。客は勾欄《こうらん》（手すり）の扉をあけて浴池に入ることも、常置の医師に診察料を払って入浴時間や度数を管理してもらうこともできる。また遊浴池には教師がいて入浴者の監督と便宜を与え、危険予防にもあたっていた。鉱泉は疾病治療のための飲用、吸入にも使用可能とのこと。

鉱泉の発見は古代ローマにまで遡り、トルコ皇帝や貴族の所有を経て、一八〇六年以来、浴場の純益金の全部を貧困患者の施療費に充てる契約で、現今の慈善会に寄付され、慈善会では付属病院を建て施療していた。その後、浴場は「近世の様式に適合する如く規模を拡張して幾多の設備を増加し、即ち一時に千名以上の浴客を収容する事となり、完全無欠の温泉場として各地の模範を示し、現在世界第一の名称を博取《はくしゅ》（獲得）した」とのことで、二人は一浴して五時頃に帰ったとある。今日のクアハウス（健康増進施設）によく似たカイゼルバート温泉の集客能力は高く、二人が訪問した頃の市財政にとって大きな収入源となっていたと推測される。

（1）　秦八千代『秦佐八郎小伝』年表、北里研究所、一九五二年。
（2）　熱海温泉誌作成実行委員会編『熱海温泉誌』一五二―一五七頁、熱海市、二〇一七年。
（3）　熱海市史編纂委員会編『熱海市史』下巻一五五―一五七頁、熱海市役所、一九六八年。注2同書二一〇

―二一三頁。

（4） 檀原宏文監修、林志津江ほか訳『北里柴三郎学術論文集』日本語翻訳版、四八一―四九四、五一七―五一九頁、北里研究所北里柴三郎記念室、二〇一八年。

（5） 緒方正清『再遊記』金原商店、一九一〇年、国立国会図書館デジタルコレクションによる。

三　伊東温泉に構えた北里別荘

一九一三年一二月、北里は静岡県伊東町玖須美《くすみ》に純和風破風《はふ》造りの豪壮な別荘を構えていた。伊東を選んだのは北里が経営する結核療養所・土筆ヶ岡養生園の医員であった小穴甫吉《おあなほきち》が健康を害して転地療養していた地（のちに小穴は町の有力者の知遇を得て医院を開業）であることに加え、北里が生来温泉好きであったからでもあろう。北里の生家は阿蘇山麓の北、温泉が湧出する小国郷（熊本県阿蘇郡小国町北里）にあって温泉に馴染み、また東京医学校（一八七七年に東京大学医学部に改称）在籍中には教師として『日本鉱泉論』を著したベルツがおり、温泉の話を聞く機会もあったと推測される。（1）

北里柴三郎記念博物館所蔵資料の一九一三年二月一九日には「北里先生が来ていうには、右人指し指リウマチにて苦痛」とのこと。翌日「北里博士リウマチ（の）件にて伊東の湯を取寄する事となり、（小穴に）書状発す」とあって、北里は伊東温泉の湯を東京の自邸に運ばせていた。

小穴甫吉の息子の聡（のち新潟労災病院長）による「北里別荘の回想(2)」によれば、一九一一年のある日、父のところに養生園の事務長田端重晟から手紙が来て「北里先生が御地に別荘を建てたいが、然るべき土地を探してもらいたい」とのこと。父は恩師に報いるために土地を物色し、松川沿いにある広大な田園が良いとして報告。空いていた平野別荘に現場視察の北里一行を泊め、了解を得て土地の買収にあたるが、地権者が多くて難航した模様。地元では伝染病病院を建てるらしいとの評判が立ち、非難や妨害がはじまったという。

田端から「大先生好みの豪壮な建物を」との要求に応えるため、小穴は棟梁《とうりょう》選びに奔走して鈴木信次郎に決定。東京から建築技師の山本善平が来て設計監督にあたることになった。家に残っていた工事の詳細な記録は一九三〇年の大火により焼失したが、別荘は「豪華宏大の一言につきる立派なもの」で、宏大な庭園には大小の植木、多数の巨岩銘石、築山、泉水をあしらい、平地一面には芝が敷き詰められ、また小川の水を取り入れた池にはたくさんの鯉を入れ、広い玄関前の広場には一対の青銅製の仁王像と灯籠を捧げた鬼の像（鋳造家を東大寺に派遣して模造させたもの）を据え付けたが、戦時中の供出により現存していないとのこと。

北里柴三郎記念博物館所蔵資料によれば、一九一一年八月二二〜二六日事務長が「小穴の案内で別荘地周辺を巡覧し温泉の堀井戸を検分。北里の宿泊先を吉井別荘か平野別荘に定めているが、それは旅館に泊まるとなれば、自然宿帳に記名せざるをえず、そうなれば地所売買にも影響が出るとの思案」からであった。九月三日事務長は「四時に起床、五時人力車で品川停車場に向かい、北里は新橋で六時五分に乗車。三島で高等馬車に乗り換え、大仁《おおひと》に一二時半到着。小穴が二丁の駕籠《かご》を用意して待つ。北里は駕籠に乗り、もう一丁には荷物を乗せ、事務長と小穴は徒歩となる。夕方五時頃に伊東に着く。平野別荘に宿泊し大阪屋より寝具と食事を取り寄せ、女中一人を雇用した」とある。その後、温泉に関する記述が一二月までつづく。

小穴聡の回想に戻って、北里は伊東に大浴場や温泉利用施設を作るよう町に要望したが、当局が乗り気でないので北里自身が作ることになった。「北里さんの千人風呂」と称された温泉プールは全長二〇メートル、幅一〇メートル、深さ二メートルで、周囲にガラス戸をはめ込んだ屋根のある屋内プールで、屋敷内にある一〇ヶ所の源泉のうち三口をプールに注ぎ、常に温泉をたたえ、櫓《ろ》で漕《こ》ぐ小型伝馬船を浮かべていたが、これに対し温泉の乱用との非難も出ていた。別荘管理人として父が推奨した坂田寿夫婦が住み込んでいたが、「世界的な医学者であった先生も経済方面は全く無頓着で、思いがけない多額の負債のため、また遺産の分配のため東京麻布の本宅をはじめ、伊東の別荘、その他も手離さざるを得なかった」。その後、「出来るだけ原形を保存したいという好意的な講談社主の野間家」の手に渡り、温泉が枯渇したあと、温泉プールの跡に幼稚園が建ったと述べている。

なお、『北里柴三郎伝』(3)によれば、町の繁栄には五万円を投じて最新の設備を備えた浴場と大プールが必要であると、北里がブタペスト（カイゼルバート温泉）における温泉経営の実情を伊東町長に語ったところ、町長はその提案に賛成し町会に図った。だが、大金に恐れを抱いた町会議員が反対に回って否決してしまったので、北里は自分の別荘内にプールを作って範を示そうとしたのであったといい、別荘が出来てからは、先生は毎夏、伊東で送るのを楽しみとしていたとある。

別荘を構えてからのこととして、一九一六年三月中央幼年学校（陸軍将校を志願する少年に士官学校の予備的教育を実施するところで、当時の校長は岩崎初太郎歩兵大佐）に在学中の皇族二名が来月初めに伊豆へ修学旅行に出かけるため、その際の宿舎として北里別荘を使いたい旨の仰せを受けていた（『医海時報』一一三四号、一九一六年三月）。また二四年一一月には研究所医員二〇名ほどを別荘に招待し、北里が町民向けの講演会を開催させていたとある。(4)

（1）新村拓『売薬と受診の社会史』二四八―二五三頁、法政大学出版局、二〇一八年。

（2）伊東市史編さん委員会編『伊東市史叢書』第一集『伊東の歴史と民俗寸描』五八―六三頁、伊東市教育委員会、二〇〇〇年。

（3）宮島幹之助・高野六郎編『北里柴三郎伝』二一一―二一三頁、北里研究所、一九三二年。

（4）『伊東の近代史年表・伊東町新年会誌回顧録』伊東市立図書館、一九九三年。

四　田健治郎も望んだ伊東温泉の別荘

北里の別荘建設が契機となって伊東の開発が進み、別荘を構える名士たちも増えたようで、『伊東温泉場全図』（一九四〇年）には松川に沿って多数の別荘名が書き込まれている。その一人に貴族院議員の田健治郎がいた。寺内内閣の逓信大臣に就いていた一九一八年二月九日の『田健治郎日記』(1)によれば、このところ「腎臓炎以外、心臓内膜炎を有する徴」があると医師佐野彪太《ひょうた》（弟は日本共産党の指導者佐野学。彪太は後藤新平の養女である静子の婿）(2)らの診断を受け安静を強いられていたが、その日、医師の許可を得て予算委員会のために登院することになった。同日、田は子どもらに対し「伊豆伊東温泉買収の適否」について実検してくるよう求め、一一日に帰ってきた子どもらは「温泉地買約」が成った旨を報告。二二日に登記が完了、「元地主前田秀夫来り、契約履行を了る」。田は温泉療養するつもりでいたようである。

同年九月二九日原敬内閣の成立にともない無任となった田は、「本月中旬以来、欧州より流行性感冒勃発して数日の間、忽ち世界各方面に蔓延、到る処猖獗《しょうけつ》を極む。死者少なからず、往々交通及び通信機関停止の現る惨状有り。或は欧州戦線獨逸塹壕《ざんごう》中に発すと謂《い》ふ。未だ其の原因を確知すべからず。然るに其の病毒及び伝染力の猛烈、尋常の流行性感冒の比に非らず」と一〇月三一日の日記に記載し、恐れていたインフルエンザに罹患。高熱と咽頭炎に苦しんだが、年末までには回復に至ったようで、大晦日には伊東温泉の別荘予定地に出かけていた。「（予定地は）東松川に臨み、南大道に接し、川斜を隔て音無社の森と相望み、最好適地也。地積四百三十坪、域内温泉噴出（華氏一二〇度）」と記す。その斜めにある安場男爵（男爵安場保和の娘婿である安場末喜《すえのぶ》）の別荘地をみたあと、村内を回って久須美に入り「北里博士の別荘」をみる。そこからさらに伊東観望松、伊東祐親《すけちか》の墓、葛見《くずみ》神社と古楠などを見物したあと、別荘建設は物価高騰の折から後日にすると述べていた。第一次大戦がもたらした好景気による物価騰貴の影響を受けて、田は別荘建設の延期を余儀なくされていたようであるが、その翌年以降、欧州の復興とともに日本の輸出産業は不振に陥ることになる。一九二二年三月一五日の日記には、子どもを呼んで「伊東別荘地の木石買収の件」を命じたとあるから、別荘は一九年から二二年までの間に建てられたようである。

高野六郎は自著『衛生読本』[3]（一九三七年）のなかで、後藤新平が衛生局長であった当時、ある地方民に演説をして聞かせた一節を引きながら、「安心して病気になれるほど医学は進歩して居ない。病気にならずに済むやうに予防する方は治療よりも遥に役立つ」と記していたが、温泉の治療および予防効果は人のよく知るところであり、戦時中には「国民の体力向上」「人的資源の維持管理」のために温泉利用厚生運動（大政翼賛会実践局厚生部）が展開され、温泉ブームを引き起こしていた[4]。

（1）尚友倶楽部・広瀬順晧編『田健治郎日記』芙蓉書房出版、二〇一八年。
（2）内山章子『看取りの人生』（藤原書店、二〇一八年）によれば、後藤新平の娘婿鶴見祐輔（衆議院議員）の子には鶴見和子、鶴見俊輔、内山章子がいる。
（3）高野六郎『衛生読本』一〇―一二頁、日本評論社、一九三七年、国立国会図書館デジタルコレクションによる。
（4）高岡裕之編『資料集　総力戦と文化』第二巻資料二一～二四、大月書店、二〇〇一年。新村拓『医療と戦時下の暮らし』二二七―二三一頁、法政大学出版局、二〇二二年。

あとがき

一人暮らしをつづけていた母の介護が必要になって京都府立医科大学医学部を退職し、北里大学一般教育部に職を得たのが二〇〇一年であった。母の認知症が進むにつれて、私の疲労は蓄積して行き、その一方で、大学での業務量は増え、研究に充てられる時間のほうは削られて行った。そんな中で二〇〇六年管理職に選出され、固辞するも叶わず、諸課題に取り組まざるを得なくなる。

最初に取り組むことになったのが初年時教育プログラム、すなわち、新入生に対し大学への帰属意識を高めるための教育カリキュラムの作成であった。各学部の協力を得ながら、目玉として「北里の世界」と題する科目（半期一五回）を二〇〇七年度に新設する。具体的には学祖北里柴三郎が生涯を貫いて研究や衛生行政の活動に注いできた情熱と、それを支えた精神が現在の大学各学部・研究所における教育や研究、さらには将来構想にいかに反映されているのか。それらを各部門長や招聘講師に語っていただくとともに、質疑応答の時間を設け、授業後には学生に対しリポートの提出を課した。学生が何に関心を示し、何を学んだのか、その中身は興味深いものであった。

「北里の世界」において私は司会進行を務めたが、それが本書刊行に至る北里柴三郎研究の出発点となっている。今も思い出すのは、明治製菓株式会社（現明治ホールディングス株式会社）の元会長で、当時は同社最高顧問をされていた北里一郎氏を講師としてお迎えしたとき、先生の容貌が講義棟玄関にある北里柴三郎像にあまりにもよく似ておられたことにびっくり。学生を勉学に導く大きな動機づけになると感じた瞬間であった。

退職後における私の北里柴三郎研究は遅々として進まず、やっとの思いで刊行にこぎつけ安堵している。本書は「北里の世界」で講師の誰も取り上げなかった北里柴三郎のハンセン病に対する取り組みを軸に据えて構成したが、研究は私にとって学ぶことの多いものとなった。ハンセン病患者の悲惨な処遇、人権無視の患者対応は、人びとの偏見と無知がもたらしたものであり、患者の受けた苦しみの深さを思い知らされた。ハンセン病およびその患者の歴史を多くの方がきちんと学んでいたならば、エイズ騒動やそれに似た新型コロナ感染症騒動（コロナ対応にあたっていた病院職員の子どもが登園・登校を拒否されたことなど）もまた別な展開をみたことであろうと思われる。

資史料の閲覧に関しては多くの機関や所蔵者のご協力をいただいた。早稲田大学中央図書館、横浜市立大学学術情報センター・医学情報センター、国立ハンセン病資料館、国立療養所菊池恵楓園歴史資料館、マリアの宣教者フランシスコ修道会・コール館（待労院資料館）、北里大学白金図書館、千葉大学医学部図書館（亥鼻分館）、名古屋大学附属図書館医学部分館、文教大学湘南図書館、東京大学医学図書館、熊本県立図書館、神奈川県立図書館、藤沢市立図書館、伊東市立図書館、熱海市立図書館、特にリデル・ライト記念館長秋山大路氏、北里研究所北里柴三郎記念博物館の大久保美穂子・森孝之両氏、熊本大学医学部同窓会熊杏会肥後医育ミュージアム研究員松﨑範子氏には大変お世話になった。最後になったが、前著に引きつづき丁寧な編集校正に努めていただいた法政大学出版局の赤羽健氏、細やかなご配慮をいただいた同局編集長の郷間雅俊氏に対し深く感謝申し上げる。

二〇二四年四月

新村　拓

索引

（北里柴三郎、伝染病研究所、北里研究所、癩病、ハンセン病は除く）

あ行

か行

さ行

た行

な行

は行

ま行

や行

ら行

わ行

新《しん》村《むら》 拓《たく》

1946年静岡県生．早稲田大学大学院文学研究科博士課程に学ぶ．文学博士（早大）．高校教諭，京都府立医科大学教授，北里大学教授を経て北里大学名誉教授．著書に，『古代医療官人制の研究』（1983年），『日本医療社会史の研究』（85年），『死と病と看護の社会史』（89年），『老いと看取りの社会史』（91年）——以上の4書にてサントリー学芸賞を受賞．『ホスピスと老人介護の歴史』（92年），『出産と生殖観の歴史』（96年），『医療化社会の文化誌』（98年），『在宅死の時代』（2001年），『痴呆老人の歴史』（02年），『健康の社会史』（06年），『国民皆保険の時代』（11年），『日本仏教の医療史』（13年，矢数医史学賞を受賞），『近代日本の医療と患者』（16年），『売薬と受診の社会史』（18年），『医療と戦時下の暮らし』（22年，以上いずれも法政大学出版局）．編著に，『日本医療史』（06年，吉川弘文館）ほか．

北里柴三郎と感染症の時代

ハンセン病、ペスト、インフルエンザを中心に

2024年5月28日　初版第1刷発行

著 者 新 村　拓©

発行所　一般財団法人　法政大学出版局
〒102-0071 東京都千代田区富士見2-17-1
TEL. 03（5214）5540
振替 00160-6-95814
組版／HUP　印刷／平文社　製本／誠製本
Printed in Japan

ISBN 978-4-588-31216-8